Qualidade e Segurança em Anestesia

7 SÉRIE SAESP

Qualidade e Segurança em Anestesia

EDITORA

Regiane Xavier Dias

saesp
SOCIEDADE DE ANESTESIOLOGIA DO ESTADO DE SÃO PAULO

manole editora

Projeto gráfico: Departamento Editorial da Editora Manole
Editoração eletrônica e ilustrações: Formato Editoração
Ilustrações: HiDesign Estúdio
Capa: Ricardo Yoshiaki Nitta Rodrigues
Imagens da capa: Freepik

CIP-BRASIL. CATALOGAÇÃO NA PUBLICAÇÃO
SINDICATO NACIONAL DOS EDITORES DE LIVROS, RJ

Q23

Qualidade e segurança em anestesia / editora Regiane Xavier Dias. - 1. ed. - Barueri [SP] : Manole, 2025.
23 cm. (SAESP)

Inclui bibliografia e índice
ISBN 978-85-204-6606-3

1. Anestesiologia. 2. Pacientes - Medidas de segurança. I. Dias, Regiane Xavier. II. Série.

CDD: 617.96
25-96632 CDU: 616-089.5

Meri Gleice Rodrigues de Souza - Bibliotecária - CRB-7/6439

Editora Manole Ltda.
Alameda Rio Negro, 967 – cj 717
Tamboré – Barueri/SP
CEP 06454-000
Fone: (11) 4196-6000
www.manole.com.br | https://atendimento.manole.com.br/

Impresso no Brasil | *Printed in Brazil*

Editora

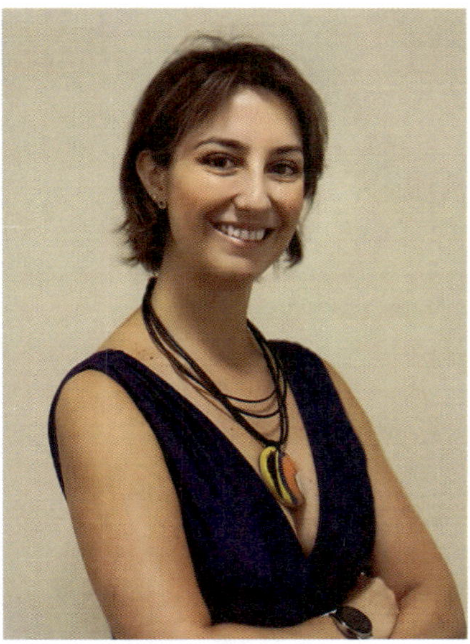

Regiane Xavier Dias

Anestesiologista pela Universidade de São Paulo – Hospital das Clínicas da Faculdade de Medicina da Universidade de São Paulo (HCFMUSP). Pós-graduação em Gestão da Qualidade. Diretora de Qualidade e Segurança dos Serviços Médicos de Anestesia (SMA). Coordenadora do Núcleo de Qualidade e Segurança da SAESP. Especialista em Experiência do Paciente e Cuidado Centrado na Pessoa.

Autores

Airton Bagatini

MD MBA MsC. Responsável pelo CET do SANE. Mestre em Saúde e Comportamento.

Alexandre Palmeira Goulart

TSA/SBA. Corresponsável pelo CET Faculdade de Medicina e Ciências Médicas da Pontifícia Universidade Católica de São Paulo (PUC-SP). Membro do Núcleo de Trauma da SAESP. Membro do Núcleo de Qualidade e Segurança.

Aline Fernandes Amorim

Bacharel em Engenharia de Produção, MBA em Qualidade em Saúde: Gestão e Acreditação pela Faculdade Paulista de Ciências da Saúde.

Amadeu Martinez Silvoso

Especialista em Anestesiologia e Medicina Intensiva. Presidente da Clínica de Anestesia de Salvador (CAS). Coordenador do Centro Cirúrgico do Hospital Português (Bahia). Coordenador da Comissão de Residência Médica (COREME) do Hospital Português (Bahia). Conselheiro do Conselho Regional de Medicina do Estado da Bahia (CREMEB).

Ana Carolina Coelho Duarte

Bacharel de enfermagem pela Universidade Federal de São Paulo (UNIFESP). Mestre em enfermagem pela Faculdade Israelita de Ciências da Saúde Albert Einstein (FICSAE). Especialista em qualidade e segurança do paciente pela Faculdade Israelita de Ciências da Saúde Albert Einstein (FICSAE). Especialista em cardiopneumologia de alta complexidade pelo Instituto do Coração (Incor/HCFMUSP). Desenvolvimento em Pesquisa Clínica pela Invitare Pesquisa Clínica.

Anderson Cardoso Gazineu

Médico Anestesiologista, sócio da Clínica de Anestesia de Salvador (CAS). Pós-graduação em Gestão de Negócios pela Fundação Dom Cabral (FDC). Ex-Presidente da Clínica de Anestesia de Salvador (CAS). Diretor Comercial da Coopanest /BA.

Bruna Rebelatto

MBA em Gestão da Saúde pela Fundação Getulio Vargas (FGV). Pós-graduação em Enfermagem em Centro Cirúrgico e Central de Materiais pela Fundação Hermínio Ometto (FHO). Pós-graduação em Enfermagem em Cardiologia e Cuidados Críticos pela Universidade Federal de São Carlos (UFSCar). Graduação e Bacharel em Enfermagem pela UFSCar.

Daphne Nicoletti

Título de Especialista em Anestesiologia SBA/AMB. Pós-graduação em Gestão da Qualidade e Segurança do Paciente – Hospital Albert Einstein.

Diógenes de Oliveira Silva

Anestesiologista. MBA em Negócios em Saúde. CEO/Founder Anestech Innovation Rising.

Eduardo Toshiyuki Moro

Responsável CET PUC-SP. Membro do Núcleo de Qualidade e Segurança da SAESP.

Fábio Goulart Maron

Presidente da Sociedade de Anestesiologia do Estado da Bahia (SAEB) 2024/25. MBA de Qualidade e Segurança do Paciente pelo Instituto D'OR de Pesquisa e Ensino. Pós-graduação em Gestão de Negócios pela Fundação Dom Cabral (FDC). Médico Anestesiologista, sócio da Clínica de Anestesia de Salvador (CAS). Coordenador do Serviço de Anestesia do Hospital Aliança Star – Rede D'OR.

Fernanda Bonalume Campello Costa

Enfermeira pela Universidade Federal de São Paulo (UNIFESP). Especialista em UTI pelo Centro Universitário São Camilo e em Qualidade e Segurança do Paciente pelo SENAC. Analista de Qualidade nos Serviços Médicos de Anestesia (SAM).

Gabriel José Redondano Oliveira

TSA, Título Europeu Anestesia e Terapia Intensiva. Diretor Hospital do Vera Cruz, CAAD, Corresponsável CET Vera Cruz – Campinas. Post-MBA em Gestão em Saúde.

Coordenador do Núcleo de Gestão da SAESP. Membro do Núcleo de Qualidade e Segurança da SAESP.

Guilherme Henryque da Silva Moura

MBA. Diretor de Inovação e Estratégia Operacional do Serviços Médicos de Anestesia (SMA). Healthcare Leader pela Stanford University.

Gustavo Machado Colli

Anestesiologista e Diretor de Qualidade da CHMED Anestesia – Ribeirão Preto. Instrutor do CET do HC FMRP USP. TSA-SBA. MBA em Gestão de Serviços de Saúde

Héctor Yuri de Souza Ferreira

Título Superior em Anestesiologia pela Sociedade Brasileira de Anestesiologia – TSA/SBA. Título de Especialista em Medicina Intensiva – AMIB. Instrutor do Curso de Fundamentals Critical Care Support – FCCS pela Sociedade Mineira de Terapia Intensiva. Coordenador da UTI do Hospital Santo Antônio – Curvelo/MG. Médico Anestesiologista do Hospital Santo Antônio – Curvelo/MG.

Isabella Amato

Enfermeira graduada pela Universidade Federal de São Paulo (UNIFESP). Especialista em Neonatologia pela UNIFESP e em Gestão da Qualidade e Segurança do Paciente pela Faculdade Israelita de Ciências da Saúde Albert Einstein. Analista de Qualidade nos Serviços Médicos de Anestesia (SMA).

Karin Poeck Repoles

Enfermeira. Especialista em Administração Hospitalar pelo Centro Universitário São Camilo – MG.

Larissa Dezotti Tafuri

Enfermeira. Especialista em Terapia Intensiva e Unidade Coronariana pela PUC-Campinas. MBA em Gestão da Qualidade em Saúde – Uniararas.

Leandro Criscuolo Miksche

TSA/SBA. Corresponsável Centro de Ensino e Treinamento em Anestesiologia da Clínica de Anestesia Ribeirão Preto (CARP).

Luan Cayke Marinho de Oliveira

Residência nos Serviços Médicos de Anestesia (SMA) – Hospital Sírio-Libanês.

Marcella Marino Malavazzi Clemente

Médica Anestesista Pediátrica no Hospital Sírio-Libanês. *Fellowship* em Anestesia Pediátrica – Hospital for Sick Children de Toronto.

Milena Maria Sampaio Torres

Mestre em Medicina e Saúde Humana – Escola Bahiana de Medicina e Saúde Pública. Gerente de Qualidade da Clínica de Anestesia de Salvador. MBA em Gestão da Qualidade, Saúde e Meio Ambiente – UNIFACS. Graduação em Enfermagem – Universidade Católica do Salvador.

Regiane Xavier Dias

Anestesiologista pela Universidade de São Paulo – Hospital das Clínicas da Faculdade de Medicina da Universidade de São Paulo (HCFMUSP). Pós-graduação em Gestão da Qualidade. Diretora de Qualidade e Segurança dos Serviços Médicos de Anestesia (SMA). Coordenadora do Núcleo de Qualidade e Segurança da SAESP. Especialista em Experiência do Paciente e Cuidado Centrado na Pessoa.

Ricardo Francisco Simoni

TSA/SBA. Gerente de Qualidade e Segurança do Paciente da Clínica Campinense de Anestesiologia (Qmentum Internacional). Mestrado em Anestesiologia pela Universidade Estadual Paulista (UNESP).

Sonciarai Martins Baldin

Enfermeira graduada pela Universidade Federal de Santa Catarina (UFSC). Mestre em Enfermagem na área de concentração, Filosofia, Saúde e Sociedade pela UFSC. Especialização em Auditoria de Serviços de Saúde pela Faculdade Israelita de Ciências da Saúde Albert Einstein. Analista de Qualidade nos Serviços Médicos de Anestesia (SMA).

Tais Felix Szeles

Graduação em Medicina pela Faculdade de Medicina da Universidade de São Paulo (FMUSP). Residência médica pelo Hospital das Clínicas da FMUSP. MBA em Gestão em Saúde pela Fundação Getulio Vargas (FGV). Doutorado pelo Programa de Pós-graduação HCFMUSP pelo Programa Anestesiologia.

Sumário

Prefácio

A busca pela qualidade e segurança em saúde, especialmente na área da anestesia, é um compromisso contínuo e vital para a prática médica moderna. Este volume da Série SAESP explora com profundidade as estratégias, iniciativas e perspectivas que moldam e aperfeiçoam esse campo essencial. Organizada em capítulos, a obra é coordenada pela Dra. Regiane Xavier Dias e abrange desde a introdução dos conceitos até as perspectivas futuras, oferecendo uma visão abrangente e multidisciplinar sobre os esforços para garantir a segurança do paciente e a excelência na anestesia.

Os primeiros capítulos discutem os pilares fundamentais para estabelecer uma cultura organizacional que prioriza a segurança, bem como os avanços específicos na prática anestésica que visam melhorar a qualidade do atendimento. Em seguida, aborda-se a importância de programas nacionais de segurança, destacando o papel crucial do anestesiologista na sua implementação e sucesso.

A obra também analisa sistemas de notificação de eventos adversos e indicadores de desempenho, essenciais para monitorar e melhorar a segurança, além de explorar técnicas e estratégias para a gestão eficaz de riscos. A administração eficiente dos serviços de anestesia e do centro cirúrgico é destacada como vital para garantir a qualidade e segurança durante todo o processo.

Metodologias e ferramentas da ciência da melhoria são apresentadas como transformadoras para a prática anestésica, ilustrando como abordagens baseadas em evidências podem aperfeiçoar resultados clínicos.

Além disso, o livro oferece uma visão holística das metas internacionais de segurança, do uso seguro de medicamentos, da prevenção de infecções, da prática de listas de verificação cirúrgica, da aplicação de tecnologia e *Big Data*, do gerenciamento de equipamentos e da experiência centrada no paciente. Cada um desses aspectos é crucial para a melhoria contínua e a segurança do paciente.

Esta obra é uma contribuição valiosa para todos os profissionais de saúde envolvidos na anestesia, oferecendo um guia abrangente para a prática moderna e segura, essencial àqueles que buscam aprimorar suas práticas e garantir o melhor cuidado possível aos pacientes.

Dr. Felipe Souza Thyrso de Lara
Presidente da Sociedade de Anestesiologia do Estado de São Paulo (SAESP) – gestão 2024-2026.

1

Qualidade e segurança em saúde e na anestesia: atualmente e prospecção futura

Gabriel José Redondano Oliveira
Daphne Nicoletti
Karin Poeck Repoles
Larissa Dezotti Tafuri

DESTAQUE DO TEMA

1. A segurança do paciente tornou-se um pilar fundamental na gestão hospitalar, impulsionando mudanças estruturais e inovações nos serviços de saúde.
2. A adoção de práticas de qualidade busca minimizar riscos, otimizar processos e garantir a eficácia dos cuidados, com base em princípios como segurança, efetividade e equidade.
3. Estratégias como *checklists* de segurança, monitoramento contínuo e treinamento especializado têm demonstrado eficácia na prevenção de complicações e na garantia da segurança durante procedimentos anestésicos.
4. Os fatores humanos, como fadiga, estresse e falhas na comunicação, são aspectos críticos que influenciam a ocorrência de erros médicos, especialmente na anestesia.
5. A criação de uma cultura de segurança fortalece a notificação de eventos adversos e promove o aprendizado a partir dos erros.

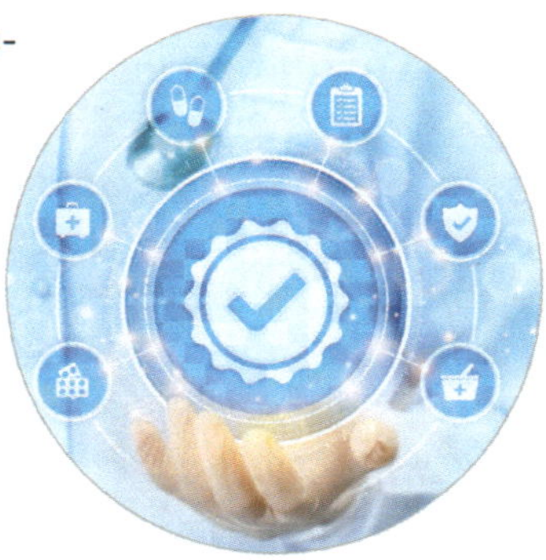

PRINCÍPIO DE QUALIDADE E SEGURANÇA DO PACIENTE EM ANESTESIA

A gestão hospitalar é um campo de grande complexidade, caracterizado por desafios que afetam diretamente a qualidade da assistência e a segurança do paciente. O sistema de qualidade e segurança passou a ser reconhecido como fator essencial para garantir a eficácia e eficiência dos processos, além de alcançar altos índices de sucesso nos resultados. Esse movimento gerou mudanças significativas na administração das instituições de saúde, impulsionando a reestruturação, inovações e a busca pela excelência, por meio de práticas mais bem planejadas e orientadas para atender às necessidades e expectativas dos clientes.

A gestão da qualidade em saúde é uma estratégia administrativa que visa otimizar processos, aumentar a segurança do cuidado e potencializar os resultados de uma organização. Para a sua implementação, é fundamental dispor de recursos materiais adequados, uma equipe de recursos humanos suficiente e capacitada, além de planejamento, controle, inspeção e avaliação das atividades realizadas.

Conforme Deming (1990), a qualidade é um processo contínuo de aprimoramento, com foco tanto nos processos quanto nas pessoas, baseado em princípios que buscam satisfazer as necessidades de todos os envolvidos, como clientes, colaboradores, fornecedores e acionistas. As primeiras organizações de saúde a adotar programas de qualidade foram empresas privadas, com a finalidade de aprimorar a assistência oferecida e reduzir custos.

O movimento em defesa da segurança do paciente ganhou destaque no final da década de 1990, especialmente após a publicação de estudos que evidenciaram o impacto dos eventos adversos na assistência à saúde. Um marco importante foi o relatório do Institute of Medicine (IOM), intitulado *Errar é Humano: Construindo um Sistema de Saúde Mais Seguro*. De acordo com esse relatório, em 1984, os hospitais de Nova Iorque registraram uma taxa de 3,7% de incidência de eventos adversos. Além disso, estima-se que, anualmente, nos Estados Unidos, ocorra aproximadamente um milhão de danos associados a eventos adversos, resultando em cerca de 100 mil mortes.

No Brasil, diversas ações foram implementadas para promover a qualidade e a segurança do paciente, incluindo a criação de políticas e programas como o Programa Nacional de Segurança do Paciente (PNSP), lançado em 2013. O PNSP segue a definição de segurança do paciente estabelecida pela Organização Mundial da Saúde (OMS).

Além disso, a Diretoria Colegiada da Agência Nacional de Vigilância Sanitária, por meio da RDC n. 36, de 25 de julho de 2013, estabeleceu que todas as instituições de saúde do Brasil devem criar um Núcleo de Segurança do Paciente (NSP). Entre suas diversas atribuições, cabe ao NSP desenvolver um Plano de Segurança do Paciente (PSP) específico para a instituição que representa. Esse plano deve definir, implementar e monitorar estratégias e ações voltadas à gestão de riscos, alinhadas às seis metas internacionais, além de uma meta adicional criada pelo governo brasileiro: a redução de lesões por pressão.

Com mais de 6 mil hospitais, o Brasil ainda enfrenta a necessidade de avanços significativos em áreas como controle de processos, gestão de riscos e outros aspectos cruciais para aprimorar tanto a segurança dos pacientes quanto a qualidade da experiência que eles vivenciam no sistema de saúde. Assim, ao discutirmos o avanço na implementação de processos de qualidade, é essencial compreender as dimensões que servem como base para essa estrutura.

Desde 2001, o IOM definiu as dimensões fundamentais da qualidade, utilizadas para avaliar os cuidados de saúde:

- Segurança: garantir que o cuidado seja livre de danos físicos ou psicológicos ao paciente durante a assistência. Atualmente, um desfecho clínico satisfatório também é considerado uma questão de segurança, ou seja, o cuidado deve alcançar os resultados esperados.
- Efetividade: fornecer assistência fundamentada nas melhores evidências científicas disponíveis, de acordo com as necessidades individuais do paciente, evitando o uso inadequado de recursos, seja por excesso, escassez ou aplicação incorreta.
- Cuidado centrado no paciente: a assistência deve considerar e respeitar as preferências, necessidades e valores de cada paciente. As decisões clínicas devem ser personalizadas e, sempre que possível, incluir a participação do paciente e seus familiares.
- Oportunidade: oferecer o atendimento correto no momento certo, evitando atrasos que possam comprometer o bem-estar do paciente ou a eficiência do sistema de saúde.
- Eficiência: proporcionar cuidados de alta qualidade com o menor custo possível, eliminando desperdícios de recursos como equipamentos, exames, leitos, energia e mão de obra.
- Equidade: assegurar que todos os pacientes recebam cuidados da mesma qualidade, independentemente de fatores como gênero, etnia, localização geográfica ou condição socioeconômica.
- Integração: promover a coordenação entre os diversos níveis e prestadores de saúde, garantindo a continuidade e consistência do cuidado ao longo de toda a vida do paciente.

A segurança do paciente, conforme definida pela OMS, refere-se à redução ao mínimo possível do risco de danos desnecessários durante o cuidado de saúde. Um dos principais indicadores analisados em estudos sobre essa área é a ocorrência de eventos adversos. De acordo com a definição da Aliança Mundial para a Segurança do Paciente, da OMS, evento adverso é qualquer incidente que resulte em dano ao paciente, relacionado ao cuidado recebido, ou seja, uma situação que poderia ter causado, ou efetivamente causou, prejuízo desnecessário ao paciente.

ACREDITAÇÃO HOSPITALAR

No cenário atual da avaliação da qualidade em saúde, especialmente no ambiente hospitalar, o sistema de acreditação tem ganhado destaque como uma abordagem sistemática, periódica, confidencial e, em muitos casos, voluntária. Esse processo utiliza métodos que permitem avaliar os serviços de saúde com base em padrões previamente estabelecidos.

O processo de acreditação está diretamente associado à valorização e preservação da qualidade de vida. Trata-se de um mecanismo de avaliação que estabelece padrões mínimos para assegurar a segurança e a satisfação do cliente. Esse processo envolve a organização e a padronização de recursos e atividades, com o objetivo de alcançar um nível satisfatório de qualidade nos serviços oferecidos. Esse método analisa o hospital como um sistema integrado, onde todos os componentes e processos precisam funcionar de maneira uniforme para alcançar padrões consistentes de qualidade. Por isso, a acreditação abrange a instituição como um todo, e não serviços isolados. No Brasil, existem seis metodologias de acreditação hospitalar, sendo uma nacional, a Organização Nacional de Acreditação (ONA), e cinco internacionais: ACSA, AACI, JCI, NIAHO e Qmentum International.

SEGURANÇA DO PACIENTE EM ANESTESIA

No Brasil, os eventos adversos em hospitais têm diversas causas, sendo as mais recorrentes:

- Erros na administração de medicamentos: incluem falhas como dosagem incorreta, administração no horário errado ou uso de medicamentos inadequados.
- Infecções hospitalares: adquiridas durante a internação, como infecções do trato urinário, associadas ao uso de sondas vesicais, infecções de sítio cirúrgico e pneumonia.

- Quedas de pacientes: quedas dentro do hospital, incluindo quedas do leito ou de altura, que podem resultar em lesões significativas.
- Lesões por pressão: feridas na pele causadas por pressão prolongada, especialmente em pacientes imobilizados.
- Erros em procedimentos médicos: incluem falhas em cirurgias, como realização de procedimentos no local errado ou em pacientes errados.

Os procedimentos cirúrgicos são considerados os mais complexos e caros nos serviços prestados pelas instituições de saúde. Falhas e mau estado de infraestrutura, medicamentos, materiais médico-cirúrgicos, controles de infecção, entre outros, elevam a probabilidade de erros e eventos adversos, colocando em risco a segurança do paciente.

Nos últimos anos, tem-se dado ênfase crescente a iniciativas voltadas à segurança do paciente em anestesiologia, tanto em países desenvolvidos quanto em países em desenvolvimento. Desde 2006, a Sociedade Brasileira de Anestesiologia (SBA) é signatária da Declaração de Helsinque, que estabelece uma série de diretrizes para promover a segurança no cuidado anestésico, com diversos projetos já implementados para reduzir eventos adversos nesta área. Em 2017, o Conselho Federal de Medicina aprovou a Resolução n. 2.174, que revogou a versão anterior (2006), com o intuito de aprimorar a segurança dos procedimentos anestésicos. Além disso, em 2013, o Ministério da Saúde lançou a Portaria n. 529, que criou o PNSP. Essa portaria atribui ao comitê de implantação a responsabilidade de desenvolver e validar protocolos, guias e manuais focados na segurança durante cirurgias e procedimentos anestésicos.

A ocorrência de eventos adversos em procedimentos anestésicos é uma preocupação significativa na prática médica. Estudos indicam que a taxa de mortalidade associada à anestesia varia entre 0,4 e 0,7% a cada 100 mil pacientes saudáveis submetidos a procedimentos eletivos. No Brasil, uma análise abrangente de mais de 1,6 milhão de procedimentos anestésicos revelou que a incidência de parada cardíaca foi de 2,51 casos por 10 mil anestesias, e a taxa de mortalidade foi de 2,81 óbitos por 10 mil procedimentos. É importante notar que a maioria dos eventos adversos em anestesia é evitável. A implementação de estratégias preventivas, como a adoção de *checklists* de segurança e a educação contínua dos profissionais, tem se mostrado eficaz na redução desses incidentes. A conscientização sobre a importância da segurança do paciente e a adesão a práticas baseadas em evidências são fundamentais para minimizar os riscos associados à anestesia.

A segurança do paciente é um princípio fundamental na prática da anestesia, e sua importância não pode ser subestimada. Este capítulo discute os princípios básicos da segurança do paciente, os fatores humanos que influenciam o erro médico, a cultura de segurança em ambientes de cuidados de saúde e os protocolos estabelecidos para garantir a segurança durante procedimentos anestésicos.

PRINCÍPIOS BÁSICOS DA SEGURANÇA DO PACIENTE

Os princípios da segurança do paciente são orientações essenciais que visam minimizar riscos e prevenir danos durante a prestação de cuidados de saúde. Na anestesia, isso inclui a realização de avaliações pré-anestésicas minuciosas, a vigilância rigorosa durante a administração de anestésicos e a atenção constante ao estado do paciente durante todo o procedimento. A comunicação eficaz entre a equipe médica e a implementação de práticas baseadas em evidências também são cruciais para garantir a segurança do paciente.

FATORES HUMANOS E ERRO MÉDICO NA ANESTESIA

Os fatores humanos desempenham papel significativo em incidentes de erro médico, especialmente na anestesia, em que decisões rápidas e precisas são frequentemente necessárias. A fadiga, o estresse, a falta de comunicação e a sobrecarga de trabalho podem contribuir para erros que comprometem a segurança do paciente. Logo, é vital que os anestesiologistas e a equipe de saúde reconheçam esses fatores e implementem estratégias para mitigá-los, como treinamento contínuo e simulações de situações de emergência.

CULTURA DE SEGURANÇA: NOTIFICAÇÃO DE EVENTOS ADVERSOS, BARREIRAS E APRENDIZADO COM OS ERROS

Uma cultura de segurança forte envolve o reconhecimento da importância da notificação de eventos adversos e a criação de um ambiente onde os profissionais se sintam seguros para relatar erros e quase-erros. A notificação deve ser vista como uma oportunidade de aprendizado, não como um meio de punição. A análise de eventos adversos e a implementação de medidas corretivas são passos fundamentais para prevenir a recorrência de problemas e melhorar continuamente a qualidade do atendimento.

PROTOCOLOS DE SEGURANÇA

Diversos protocolos de segurança foram desenvolvidos para garantir a segurança durante procedimentos cirúrgicos e anestésicos. O protocolo Cirurgia Segura, da OMS, é um exemplo proeminente que busca reduzir complicações cirúrgicas. Esse protocolo inclui a verificação de informações cruciais antes da cirurgia, como a confirmação do procedimento e do local de operação.

TIME-OUT E *BRIEFING* PRÉ-OPERATÓRIO

O *time-out* é um procedimento crítico que envolve uma pausa antes do início da cirurgia para que toda a equipe revise informações essenciais sobre o paciente e o procedimento. Isso garante que todos estejam na mesma página e que potenciais erros sejam identificados e corrigidos antes de qualquer intervenção. O *briefing* pré-operatório também promove a comunicação entre a equipe, discutindo responsabilidades e potenciais complicações.

IDENTIFICAÇÃO SEGURA DO PACIENTE

A identificação correta do paciente é um aspecto fundamental da segurança, prevenindo erros de medicação e procedimentos. Protocolos de identificação, como o uso de pulseiras de identificação e a confirmação dupla de dados, são essenciais para assegurar que cada paciente receba o tratamento adequado, evitando confusões que podem levar a consequências graves.

SEGURANÇA NO MANEJO DE VIAS AÉREAS DIFÍCEIS

O manejo de vias aéreas difíceis é um dos desafios mais críticos na anestesia. A implementação de protocolos para a avaliação e o manejo adequado dessas situações é essencial para garantir a segurança do paciente. Isso inclui a utilização de dispositivos de videolaringoscopia, técnicas de oxigenoterapia e a formação contínua dos profissionais de saúde em técnicas avançadas de manejo das vias aéreas.

USO SEGURO DOS MEDICAMENTOS

A segurança no uso de medicamentos anestésicos é primordial. É crucial que os anestesiologistas compreendam as propriedades farmacológicas de cada fármaco, suas interações e contraindicações. A padronização na administração de medicamentos, juntamente com o uso de tecnologia, como sistemas de suporte à decisão clínica, pode ajudar a minimizar erros e garantir que os pacientes recebam o tratamento mais seguro e eficaz possível.

GESTÃO DE RISCOS E EVENTOS ADVERSOS EM ANESTESIA

A anestesia, apesar de avanços significativos nas últimas décadas, ainda apresenta riscos inerentes que podem levar a eventos adversos. A identificação precoce desses riscos, bem como a implementação de protocolos de segurança, são fundamentais para mitigar os riscos e reduzir complicações e garantir a segurança do paciente.

PRINCÍPIOS DA GESTÃO DE RISCOS EM ANESTESIA

A gestão de riscos em anestesia envolve a análise sistemática dos fatores que podem levar a eventos adversos e à implementação de medidas preventivas. Os principais princípios incluem:

- Identificação de fatores de risco: histórico médico, avaliação pré-anestésica e condição clínica do paciente.
- Uso de *checklists* de segurança: protocolos padronizados para garantir a segurança durante todas as etapas do procedimento.
- Monitoramento contínuo do paciente: vigilância constante com o uso de dispositivos modernos de monitorização.
- Treinamento e educação continuada: capacitação periódica da equipe anestésica para a identificação e manejo de complicações.

Os incidentes com danos ao paciente ainda podem ser classificados como evitáveis (eventos adversos) e não evitáveis (reações adversas). Além disso, há o

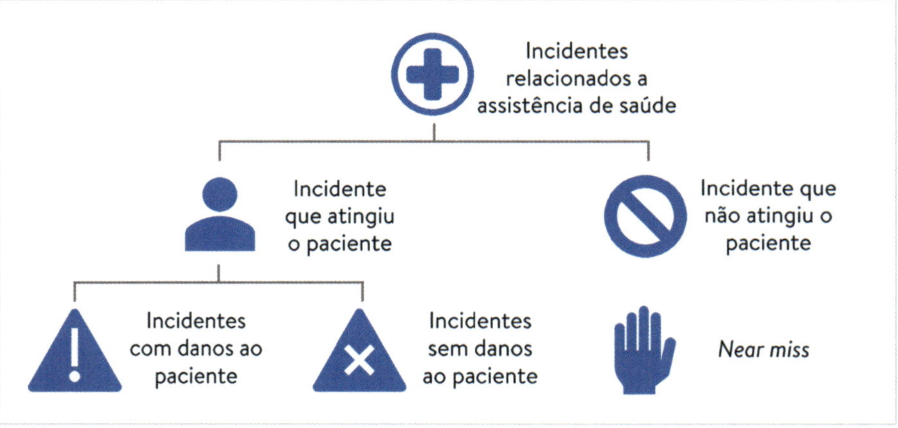
Incidentes relacionados a assistência de saúde
Incidente que atingiu o paciente
Incidente que não atingiu o paciente
Incidentes com danos ao paciente
Incidentes sem danos ao paciente
Near miss

FIGURA 1 Classificação dos incidentes.

incidente que nunca deve ocorrer (*never event*): um incidente de segurança do paciente que resulta em dano grave ou morte do paciente como óbito intraoperatório ou imediatamente pós-operatório/pós-procedimento em paciente ASA 1. Essa classificação auxilia na priorização das investigações e na análise dos fatos para rever os processos e implantar melhorias imediatas, conforme a gravidade do caso.

PRINCIPAIS EVENTOS ADVERSOS EM ANESTESIA

Os eventos adversos podem ocorrer em qualquer fase do procedimento anestésico (pré-, intra- e pós-anestésica) e variam em gravidade. Alguns dos mais comuns incluem:

- Fase pré-anestésica:
  - Falha na identificação do paciente, falha na avaliação de reserva de sangue e terapia intensiva, falha na análise das medicações, falha na identificação dos riscos pré-operatórios, entre outras.
- Fase intra-anestésica:
  - Hipotermia, alterações glicêmicas, hipoxemia, hipercapnia, aspiração pulmonar, hipertermia maligna, intoxicação por anestésico local, queda da maca/mesa cirúrgica, lesão nervosa ou lesão por posicionamento, lesão ocular, edema cerebral em cirurgias robóticas, trauma dentário, embolia gasosa, entre outras.
- Fase pós-anestésica:
  - Hipotermia, dessaturação, náuseas, vômitos, dor, entre outras.

Medidas para redução de riscos

- Avaliação pré-anestésica rigorosa, adequação do plano anestésico, treinamento e capacitações quanto aos protocolos de segurança da instituição, simulações de cenários críticos, uso de tecnologia avançada, auditorias periódicas dos processos, monitoramento constante de indicadores da *performance* anestésica e *feedback* individual para todos os membros da equipe quanto a adesão às práticas de segurança.

IMPORTÂNCIA DA COMUNICAÇÃO E ANÁLISE DE RELATÓRIOS DE SEGURANÇA

A comunicação entre a equipe anestésica e a alta liderança é essencial para a redução de eventos adversos e a melhoria contínua da assistência anestésica. A troca de informações deve ser realizada através dos registros dos incidentes ocorridos durante o atendimento anestésico em qualquer fase do processo, análise pontual de cada incidente, reuniões periódicas entre a alta liderança, departamento de qualidade e equipe anestésica, e nos casos de *feedbacks* coletivos após as auditorias internas ou auditorias externas, como certificações/acreditações de qualidade. Essas ações permitem a identificação de oportunidades de melhoria nos processos, a implementação de soluções eficazes e o estabelecimento de uma cultura colaborativa com foco na segurança. Além disso, a análise dos relatórios de segurança que descrevem os resultados mensais dos indicadores desempenha um papel crucial na *performance* anestésica, fornecendo dados valiosos sobre a conformidade da assistência e permitindo a formulação de estratégias tanto preventivas como corretivas. A revisão periódica desses relatórios permite a detecção de tendências e a melhoria dos protocolos anestésicos.

São os principais benefícios da comunicação eficaz e análise de relatórios:

- Identificação precoce de riscos e implementação de medidas preventivas.
- Melhoria na capacitação da equipe anestésica, promovendo treinamentos baseados em dados reais.
- Aprimoramento dos processos assistenciais para garantir maior segurança ao paciente.
- Criação de um ambiente de segurança onde a equipe se sinta encorajada a relatar incidentes sem receio de punições.

A gestão de riscos anestésicos é essencial para garantir a segurança do paciente e minimizar eventos adversos. A implementação de protocolos, o uso de tecnologias avançadas e a capacitação contínua da equipe anestésica são medidas fundamentais para reduzir complicações e melhorar os desfechos clínicos.

TECNOLOGIA E INOVAÇÃO PARA QUALIDADE E SEGURANÇA NA ANESTESIA

A anestesia é uma especialidade médica que, ao longo dos anos, tem se beneficiado enormemente de inovações tecnológicas. Essas inovações não apenas melhoraram a eficiência dos procedimentos, mas também contribuíram significativamente para a qualidade e segurança na prática anestésica. Neste capítulo, discutiremos várias tecnologias emergentes que estão moldando o futuro da anestesia.

Monitorização avançada da função cerebral, ventilatória e hemodinâmica

O novo monitor HEMOSPHERE oferece tecnologia inovadora para a avaliação contínua dos parâmetros fisiológicos, contribuindo para a segurança do paciente em tempo real.

A monitorização contínua dos parâmetros vitais é crucial para garantir a segurança do paciente durante a anestesia. Tecnologias avançadas, como o monitoramento da função cerebral (por exemplo, o índice bispectral – BIS), permitem que os anestesiologistas avaliem o nível de anestesia de forma mais precisa, reduzindo o risco de consciência intraoperatória e complicações relacionadas à anestesia. Além disso, dispositivos de monitoramento ventilatório e hemodinâmico de última geração fornecem dados em tempo real sobre a oxigenação, ventilação e hemodinâmica do paciente, permitindo intervenções rápidas e eficazes diante de alterações críticas.

SISTEMAS FECHADOS DE ADMINISTRAÇÃO DE ANESTÉSICOS VOLÁTEIS E SUA CONTRIBUIÇÃO PARA SEGURANÇA

Os sistemas fechados de administração de anestésicos voláteis representam uma inovação significativa na prática anestésica. Esses sistemas são projetados para minimizar a exposição do ambiente a gases anestésicos, reduzindo riscos tanto para o paciente quanto para a equipe de saúde. Além disso, a precisão na entrega de anestésicos voláteis contribui para uma melhor estabilidade hemodinâmica e redução de efeitos colaterais, promovendo um ambiente cirúrgico mais seguro.

INTEGRAÇÃO DE DADOS E PRONTUÁRIO ELETRÔNICO NA ANESTESIA

A digitalização dos registros de saúde e a integração de dados têm revolucionado a anestesia. A utilização de prontuários eletrônicos permite um acesso mais rápido e eficiente às informações do paciente, facilitando a coleta de dados relevantes para decisões clínicas. A integração de sistemas de monitoramento com prontuários eletrônicos também possibilita a análise de dados em tempo real, melhorando a comunicação e a coordenação entre a equipe de saúde e aprimorando a segurança do paciente.

Inteligência artificial e aprendizado de máquina para análise de risco anestésico

O uso dessas tecnologias não só aprimora a tomada de decisão, mas também pode antecipar complicações antes mesmo de sua manifestação clínica, reduzindo riscos e melhorando desfechos.

A inteligência artificial (IA) e o aprendizado de máquina estão emergindo como ferramentas valiosas na anestesia. Esses avanços permitem a análise de grandes volumes de dados clínicos para prever riscos anestésicos e complicações potenciais. Algoritmos de IA podem identificar padrões em dados históricos de pacientes, ajudando os anestesiologistas a tomar decisões mais informadas e personalizadas, aumentando a segurança do paciente e melhorando os resultados cirúrgicos.

REALIDADE VIRTUAL E SIMULAÇÃO NO TREINAMENTO ANESTÉSICO

A utilização da realidade virtual e de simulações realistas tem transformado o treinamento na anestesia. Esses recursos oferecem uma plataforma segura para que os profissionais pratiquem habilidades técnicas e tomem decisões críticas em situações simuladas, sem colocar pacientes em risco. O treinamento baseado em simulação não só aumenta a confiança dos anestesiologistas, mas também melhora a retenção de conhecimento e habilidades, contribuindo para uma prática mais segura e eficaz.

CONCLUSÃO

As tecnologias e inovações discutidas neste capítulo revelam um futuro promissor para a anestesia, em que são priorizadas a qualidade e a segurança do paciente. À medida que continuamos a integrar novas tecnologias na prática clínica, é fundamental que os profissionais de saúde se mantenham atualizados e capacitados para utilizar essas ferramentas de forma eficaz, sempre em busca de melhores resultados para os pacientes. O investimento em pesquisa e desenvolvimento, juntamente com a educação contínua dos profissionais, será essencial para avançar ainda mais na busca pela excelência em anestesia.

SUSTENTABILIDADE AMBIENTAL NA ANESTESIA

A crescente preocupação com a sustentabilidade ambiental tem impactado nas diversas áreas da saúde, incluindo a anestesiologia. Seguem algumas informações para contextualizar o assunto:

- A pegada de carbono na prática clínica é responsável por 4,7% das emissões totais de gases de efeito estufa (GEE) na Europa.
- Os resíduos hospitalares são descartados da sua forma íntegra ou incinerados, o que resulta em uma grande emissão de CO_2 na atmosfera.

E por que falar desse assunto na prática anestésica? Os serviços de assistência à saúde são um dos principais protagonistas para esse impacto negativo no meio ambiente. Tanto o governo quanto entidades relacionadas com a saúde estão envolvidos cada vez mais nessa responsabilidade, e a anestesia, como uma especialidade médica de vanguarda e inovação, não pode ficar de fora. Além disso, também tem sua parcela de responsabilidade nesse tema.

Existem 5 R que podemos atuar em benefício do meio ambiente na prática anestésica:

- *Reject* (rejeitar/não usar): evitar usar o desnecessário, assim evitamos o descarte de resíduos desnecessários
- *Reduce* (reduzir): evitar preparações desnecessárias de medicamentos e maximizar o número potencial das doses, reduzir o consumo desnecessário da energia elétrica, desligando luzes e aparelhos quando não estiverem sendo utilizados, auxiliar na redução do tempo de internação dos pacientes, otimizando o planejamento anestésico, sugerir o uso de teleconsulta quando possível para reduzir tempo, dinheiro e deslocamento passível de emissão de GEE.
- *Recycle* (reciclar): adaptar protocolos de reciclagem de produtos isentos de contaminação nas salas operatórias.
- *Reuse* (reutilizar): usar produtos passíveis de reutilização sempre que possível e, conforme protocolos de segurança validados, utilizar recipientes de bebidas reutilizáveis.
- *Repair* (reparar/tratar): auxiliar na implementação de protocolos para garantir a manutenção adequada de equipamentos e dispositivos médicos.

A European Society of Anaesthesiology and Intensive Care (ESAIC) desenvolveu um guia para melhorar a sustentabilidade ambiental relacionada com a prática anestésica.

Emissão direta de gases de efeito estufa

Os anestésicos inalatórios têm um impacto ambiental significativo devido ao seu potencial de aquecimento global (GWP – *global warming potential*), sendo seu impacto muito maior que o dióxido de carbono. Os principais agentes utilizados incluem:

- Desflurano: apresenta um GWP extremamente alto e uma vida atmosférica prolongada, contribuindo substancialmente para o efeito estufa.
- Sevoflurano: possui um impacto ambiental menor que o desflurano, mas ainda relevante.
- Isoflurano: intermediário entre o desflurano e o sevoflurano em termos de impacto ambiental.
- Óxido nitroso (N_2O): contribui para a destruição da camada de ozônio e tem um efeito prolongado no aquecimento global.

Recomendações para redução da emissão de GEE

- Uso racional de anestésicos voláteis: preferência pelo sevoflurano em detrimento do desflurano devido ao menor GWP. Usar óxido nitroso somente quando alternativas não estiverem disponíveis e considerar o uso de cilindro sobre o uso do gás via tubulação.
- Redução do fluxo de gases frescos: minimizar o uso de altos fluxos reduz a quantidade de agente inalado liberado no ambiente.
- Técnicas intravenosas de anestesia (TIVA): o propofol, amplamente utilizado na TIVA, possui impacto ambiental reduzido em relação aos anestésicos voláteis.
- Recaptura e destruição de anestésicos: sistemas modernos de captura e destruição de gases anestésicos estão sendo desenvolvidos para reduzir emissões. Use sistemas de circuito fechado.

Otimização do uso da energia – recomendações

- Manter a temperatura e umidade da sala operatória entre 18 °C e 22 °C e entre 30% e 60%, respectivamente.
- Usar lâmpadas de LED.
- avaliar a possibilidade de recirculação de ar, desligar as luzes e equipamentos quando não tiver cirurgia.

Gestão do desperdício, eficiência no uso de fármacos anestésicos e na cadeia de suprimentos – recomendações

A administração de fármacos anestésicos gera resíduos significativos, e a gestão adequada pode reduzir tanto o desperdício quanto o impacto ambiental. Estratégias para redução do desperdício:

- Uso racional de fármacos: aplicar protocolos baseados em evidência para evitar o uso excessivo de medicamentos.
- Aproveitamento de frascos multidoses: sempre que possível, utilizar formulações que minimizem a quantidade de resíduos.
- Armazém inteligente e gestão de estoque: monitoramento adequado para evitar vencimentos e descarte desnecessário de fármacos.
- Correto descarte de fármacos: seguir regulamentos ambientais para evitar a contaminação da água e do solo, realizar a separação correta dos resíduos dentro da sala operatória e na sala de recuperação pós-anestésica.
- Colaboração em projetos: auxiliar no desenvolvimento de projetos para reciclagem dos frascos de vidro quando possível e no desenvolvimento de projetos, com foco na redução da quantidade de embalagem plásticas nos dispositivos e materiais médicos hospitalares.

Bem-estar e melhoria do autocuidado – recomendações

- Auxiliar no desenvolvimento de ações de educação sobre saúde mental, fadiga no trabalho.
- Realizar acompanhamento psicológico ou em grupo de apoio para avaliar a saúde mental.

MAIS INICIATIVAS PARA REDUZIR A PEGADA DE CARBONO NA ANESTESIA

Hospitais e centros cirúrgicos podem adotar medidas para minimizar a pegada de carbono associada à anestesia. Algumas iniciativas incluem:

- Educação e treinamento: capacitar profissionais de saúde sobre práticas sustentáveis na anestesia.
- Uso de energia renovável: implementação de fontes sustentáveis de energia em hospitais.
- Reprocessamento de equipamentos: priorizar o uso de materiais reprocessáveis quando seguro e adequado.

- Monitoramento do impacto ambiental: estabelecimento de indicadores para acompanhar a redução do impacto ambiental nas práticas anestésicas.

A anestesiologia tem um papel fundamental na redução do impacto ambiental da saúde. Com a implementação de estratégias sustentáveis, como a escolha criteriosa de anestésicos, a otimização do uso de fármacos e a adoção de iniciativas para minimizar a pegada de carbono, é possível reduzir significativamente os danos ao meio ambiente. A conscientização e a educação dos profissionais de saúde são essenciais para garantir uma anestesia mais ecológica e responsável.

PERSPECTIVAS FUTURAS PARA A QUALIDADE E SEGURANÇA NA ANESTESIA

À medida que a medicina avança, as práticas anestésicas também estão se transformando, buscando continuamente melhorar a qualidade e a segurança dos cuidados prestados aos pacientes. Este capítulo explora as perspectivas futuras na anestesia, focando em inovações que prometem personalizar e otimizar a experiência anestésica.

PERSONALIZAÇÃO DA ANESTESIA COM BASE EM BIOMARCADORES E FARMACOGENÔMICA

A personalização da anestesia é uma tendência crescente que visa adaptar os cuidados anestésicos às características de cada paciente. Com o avanço da farmacogenômica, será possível analisar como os genes de um paciente influenciam a resposta a anestésicos, permitindo a seleção de fármacos e dosagens mais adequadas. A identificação de biomarcadores específicos também pode auxiliar na previsão de reações adversas e na otimização do manejo anestésico, resultando em uma abordagem mais segura e eficaz para cada paciente.

USO DE *BIG DATA* PARA PREDIÇÃO E PREVENÇÃO DE COMPLICAÇÕES ANESTÉSICAS

A análise de *big data* está se tornando uma ferramenta poderosa na medicina, e sua aplicação na anestesia pode revolucionar a maneira como prevemos e gerenciamos complicações. Ao agregar e analisar grandes volumes de dados clínicos, podemos identificar padrões e fatores de risco associados a complicações anestésicas. Essa abordagem preditiva pode ajudar a desenvolver protocolos mais eficazes para a prevenção de eventos adversos, melhorando a segurança do paciente e a eficiência do atendimento.

EXPANSÃO DA TELEANESTESIA E MONITORIZAÇÃO REMOTA

A teleanestesia está emergindo como uma solução viável em diversas situações clínicas, especialmente em áreas remotas ou em contextos nos quais o acesso a serviços de anestesia qualificados é limitado. A monitorização remota permite que anestesiologistas acompanhem pacientes durante procedimentos cirúrgicos a distância, utilizando tecnologias de comunicação avançadas e dispositivos de monitoramento em tempo real. Essa abordagem não só amplia o acesso a cuidados de qualidade, mas também proporciona uma rede de segurança adicional, onde especialistas podem intervir rapidamente em caso de complicações.

DESENVOLVIMENTO DE NOVOS FÁRMACOS ANESTÉSICOS COM MELHOR PERFIL DE SEGURANÇA

A pesquisa contínua no desenvolvimento de novos fármacos anestésicos é vital para melhorar a segurança da anestesia. Novas moléculas estão sendo estudadas com o objetivo de oferecer um perfil de segurança superior, menor toxicidade e menos efeitos colaterais. Fármacos que promovem uma recuperação mais rápida e suave podem reduzir a incidência de complicações pós-operatórias, contribuindo para melhores resultados clínicos e maior satisfação do paciente.

IMPACTO DA AUTOMAÇÃO E DA ANESTESIA SEMIAUTÔNOMA NA PRÁTICA ANESTÉSICA

A automação na anestesia está em ascensão, com o desenvolvimento de sistemas que podem auxiliar ou mesmo assumir tarefas rotineiras durante a administração de anestésicos. A anestesia semiautônoma, onde dispositivos automatizados trabalham em colaboração com o anestesiologista, pode aumentar a precisão na dosagem de fármacos e melhorar a monitorização de parâmetros vitais. Essa mudança não só pode resultar em uma prática mais segura, mas também liberar os anestesiologistas para se concentrarem em aspectos mais complexos do cuidado ao paciente, como a comunicação e a gestão de riscos.

CONSIDERAÇÕES FINAIS

As perspectivas futuras para a qualidade e segurança na anestesia são promissoras, com uma gama de inovações tecnológicas e científicas que visam transformar a prática anestésica. À medida que avançamos, é crucial que os profissionais de anestesia se mantenham atualizados sobre essas inovações e se adaptem a um ambiente em constante evolução. A integração de novas tecnologias e abordagens personalizadas pode não só melhorar a segurança do paciente, mas também elevar o padrão geral da prática anestésica, garantindo sempre o melhor cuidado possível.

REFERÊNCIAS BIBLIOGRÁFICAS

1. Barbosa C, Fernandes T. Sustentabilidade ambiental nos sistemas de saúde: o papel da anestesiologia. Acta Médica Portuguesa. 2022;35(7-8):519-21.
2. Barbosa KR, Reis AS, Leitão FO, Gomes VC. Gestão da qualidade hospitalar: estudo de caso sobre a prevenção de falhas em um hospital público. Rev Gestão & Saúde. 2019;10(3):298-322.
3. European Society of Anaesthesiology and Intensive Care. Sustainability in Anaesthesia and Intensive Care: Environmental Impact and Recommendations for Change. 2021.
4. Joint Commission International. Joint Commission International accreditation standards for hospitals. 8. ed. Oak Brook: Joint Commission Resources; 2024.
5. Lopes CP. Bloco Operatório Verde: Sustentabilidade Ambiental. 138 f. Dissertação (Mestrado em Gestão de Empresas) – Instituto Universitário de Lisboa (ISCTE-IUL), 2021.
6. Lucena MC. Eventos adversos em anestesia nos pacientes neurocirúrgicos do Instituto Estadual do Cérebro Paulo Niemeyer no Rio de Janeiro-RJ de junho a dezembro de 2018: perfil, frequência e fatores de risco. 60 f. Dissertação (Mestrado em Epidemiologia em Saúde Pública) – Escola Nacional de Saúde Pública Sergio Arouca, Fundação Oswaldo Cruz, Rio de Janeiro, 2020.
7. Mágulas LBM, Freitas Junior SFC, Freitas SRM, Cunha MVC, Cunha LL, Ribeiro SF, et al. Segurança do paciente em anestesia e estratégia para prevenção de eventos adversos. Braz J Implantol Health Sci. 2024;6(3):1264-78.
8. Teixeira MAM. Sustentabilidade ambiental no bloco operatório: contributo dos enfermeiros perioperatórios. Relatório de Estágio – Escola Superior de Saúde do Instituto Politécnico de Setúbal, 2022.
9. Gomes M, Muniz R. Os efeitos de gases inalatórios e anestésicos no meio ambiente. Science Arena; 2023.
10. Herr MMH, Segura LG. Anestesia sustentável: limitando os resíduos, maximizando a resiliência. Anesthesia Patient Safety Foundation; 2023.

Estratégias que promovem a cultura de segurança

Eduardo Toshiyuki Moro
Alexandre Palmeira Goulart

DESTAQUE DO TEMA

1. Definição de "cultura de segurança".
2. Importância do tema para a prática em anestesiologia.
3. Impacto para o paciente.
4. Principais métodos de avaliação.
5. Promovendo a "cultura de segurança".

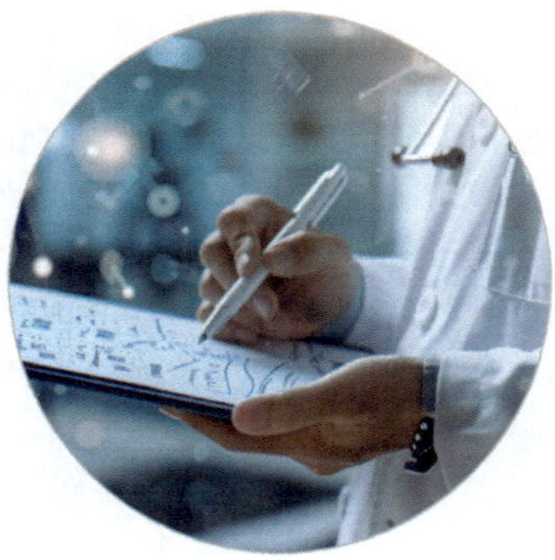

INTRODUÇÃO

A prestação de cuidados de saúde envolve processos organizacionais complexos e sujeitos à ocorrência de incidentes, erros ou falhas. Estima-se que um em cada dez pacientes esteja sujeito a um evento adverso decorrente da prestação de cuidados hospitalares em países desenvolvidos. É esperado que essa taxa seja ainda maior em locais mais carentes de recursos financeiros e humanos. A partir da década de 1960, os gestores de atividades em que a probabilidade de ocorrência de incidentes catastróficos era notadamente elevada, como é o caso das indústrias naval, nuclear e aeronáutica, observaram a necessidade da adoção de processos de gerenciamento de riscos visando maior segurança a todos os indivíduos envolvidos. Esse movimento deu origem às organizações de alta confiabilidade (OAC), que são aquelas instituições que operam em domínios complexos e de alto risco por longos períodos sem acidentes graves ou falhas catastróficas. Essas organizações cultivam a resiliência, priorizando a segurança em detrimento de outras pressões de desempenho.

Nesse contexto, a publicação do livro *To err is human* (Institute of Medicine, 1999) trouxe a necessidade de organizações de saúde aderirem ao movimento adotado pelas OAC com o objetivo de reduzir as taxas alarmantes de eventos adversos induzidos por aqueles que se propõem a "cuidar" dos pacientes. Mais recentemente, a 74ª Assembleia Mundial de Saúde (2021) aprovou a Decisão WHA74, que visa implementar o Plano de Ação Global para a Segurança do Paciente 2021-2030. Entre as diferentes áreas atuantes em uma instituição de saúde, a anestesiologia se destaca como uma das mais críticas. O manuseio cotidiano das vias aéreas e o emprego de drogas vasoativas e agentes depressores da atividade do sistema nervoso em indivíduos muitas vezes portadores de doenças graves ou em situações em que as condutas exigem respostas imediatas tornam essa especialidade um dos principais centros de atenção no que diz respeito à segurança. Talvez por esse motivo a anestesiologia tenha sido a pioneira em criar ações para prevenir a ocorrência de eventos adversos.

A "cultura de segurança" pode ser definida como "uma estrutura organizada de atividades que cria processos, procedimentos, comportamentos, tecnologias e ambientes no cuidado à saúde que consistentemente e sustentavelmente diminua riscos, ocorrência de danos evitáveis e torne os erros menos frequentes, além de reduzir o impacto do dano caso eles aconteçam" (Organização Mundial da Saúde – OMS, 2021).

Criar um ambiente que ofereça segurança duradoura e estável ao longo do tempo pressupõe a implantação de padrões de comportamento, crenças, valores em um grupo de indivíduos que nem sempre pensa da mesma forma. Para tanto, é necessário adotar estratégias de convencimento e comunicação constante. Nesse contexto, o líder assume um papel fundamental ao representar um modelo a ser seguido, que apoia e influencia seus subordinados, motivando, por exemplo, o relato e o aprendizado a partir dos erros, a fim de aprimorar os processos dentro da "cultura de segurança".[5] Em 2010, a European Board of Anaesthesiology e a American Society of Anesthesiologists publicaram a *Helsinki Declaration on Patient Safety in Anaesthesia*. Entre outras recomendações destacam-se a necessidade de documentação e o controle dos eventos adversos. Segundo a última declaração sobre a cultura de segurança emitida pelo Committee on Patient Safety and Education (American Society of Anesthesiologists), em 2022, existem evidências consistentes de que as intervenções que visam ao fortalecimento da cultura de segurança em uma instituição reduzem a incidência de eventos adversos, danos evitáveis e até a mortalidade.

A falha na implantação de ambientes seguros é o resultado de uma ou mais causas bem reconhecidas. Parece haver uma relação entre a ocorrência de eventos adversos e a percepção de cultura de segurança pouco desenvolvida, trabalho em equipe não difundido, relação frágil entre diferentes setores da organização e a sobrecarga de trabalho. Segundo a OMS, pelo menos dois fatores dificultam a implantação de um sistema organizacional seguro para o paciente: (1) a crença de que o treinamento, e somente ele, é o suficiente para a criação de um ambiente seguro, e (2) a cultura da punição como meio de encarar as falhas. O sistema altamente hierarquizado, típico em organizações de saúde, cria um ambiente de intimidação, fazendo com que muitos profissionais omitem as situações de risco, erros ocorridos e as oportunidades de melhoria.

MÉTODOS DE AVALIAÇÃO

A maior parte dos estudos utiliza questionários como instrumento de coleta de dados e costuma dividir as questões em diferentes dimensões, além de garantir o anonimato dos entrevistados. Um dos métodos mais utilizados é o Hospital Survey on Patient Safety Culture (HSOPSC), desenvolvido pela Agency for Healthcare Research and Quality (AHRQ). Esse instrumento aborda diferentes dimensões, como a opinião dos profissionais envolvidos, valores, crenças, normas, comunicação, liderança e gestão. Suas propriedades psicométricas foram avaliadas em uma ampla amostra de instituições e foi objeto de adaptações para várias línguas, incluindo a portuguesa. A versão mais recente (HSOPSC 2.0) compreende 32 itens agrupados em 10 dimensões que compõem o conceito de "cultura de segurança" (Quadro 1).

QUADRO 1 Dimensões da cultura de segurança e número de variáveis de resultado mensuráveis incluídas na pesquisa sobre cultura de segurança do paciente (HSOPSC), versão 2.0 (2019)

Dimensões	Número de itens
1 Trabalho em equipe	3
2 Pessoal e ritmo de trabalho	4
3 Aprendizagem organizacional – melhoria contínua	3
4 Resposta ao erro	4
5 Suporte de supervisor, gerente ou líder clínico para a segurança do paciente	3
6 Comunicação sobre erro	3
7 Comunicação – abertura	4
8 Relatando eventos de segurança do paciente	2
9 Apoio da gestão hospitalar à segurança do paciente	3
10 Transferências e trocas de informações	3

As respostas em cada item seguem uma escala Likert de cinco pontos para concordância (de "concordo totalmente" a "discordo totalmente") ou frequência (de "nunca" a "sempre"), além da opção "não se aplica" ou "não sei". Há ainda dois itens relacionados aos resultados. A avaliação da cultura de segurança é feita pelo cálculo do percentual de respostas positivas. Recentemente, uma revisão sistemática incluiu 75 estudos em que o HSOPSC (Versões 1.0 ou 2.0) foi aplicado em 2.188 hospitais distribuídos por vários países, incluindo o Brasil. Segundo os autores, o trabalho em equipe e a educação continuada podem ser considerados pontos fortes nas instituições que buscam a cultura de segurança, mas a tendência a praticar a punição como resposta aos erros e eventos ainda é um fator de fraqueza a ser considerado.

TRANSFORMANDO SERVIÇOS DE SAÚDE EM ORGANIZAÇÕES DE ALTA CONFIABILIDADE

Liderança da instituição

- O papel de líder deve ser reforçado. Criar, difundir e incentivar a adoção de padrões que caracterizam essas organizações.
- Integrar a segurança na missão e na visão da organização.
- Incluir o tema "segurança" em todos os encontros entre gestores, discutindo os pontos críticos e indicando recursos para a implantação das medidas necessárias.
- Reservar tempo específico para reuniões sobre segurança.
- Encorajar e reforçar códigos de conduta para garantir a segurança psicológica dos profissionais.

Liderança do setor

- A cultura de segurança permanente e sustentável exige a criação de um ambiente de confiança, do hábito de relatar e a busca contínua por melhoria. Para tanto, é importante que as características hierárquicas não representem uma barreira a atitudes proativas que visam à melhoria da segurança.
- Indicar um anestesiologista como responsável pela identificação e criação de soluções para eventos críticos no ambiente cirúrgico.
- Criar um comitê multidisciplinar para discussão periódica de eventos críticos, sempre dentro de um ambiente de transparência, com respeito e foco nos processos, e não na busca por culpados.

- Os profissionais que encaminham relatos de eventos adversos devem sempre receber uma resposta sobre a análise do ocorrido, bem como as medidas a serem tomadas.
- Errar é sem dúvida uma condição humana. Cabe aos gestores a criação de barreiras de segurança e proteção ao paciente. Incidentes graves costumam ocorrer como consequência de uma sucessão de pequenas falhas. No entanto, é importante distinguir o erro humano do comportamento de risco e da imprudência. Essas duas últimas condições devem ser motivo de análise rigorosa e tomada de medidas mais enérgicas quando indicadas.
- Estimular o desenvolvimento de um ambiente de trabalho em que os profissionais se comunicam, trocam experiências em prol da segurança do paciente e se preocupam com o bem-estar do grupo, evitando sobrecarga de trabalho e *burnout*.

Indivíduos

Exercer as medidas de segurança propostas pela instituição, procurando relatar situações críticas e eventos ocorridos e indicando possíveis soluções.

NÍVEIS DE MATURIDADE

O processo de implantação da "cultura de segurança" pode ser dividido em etapas de amadurecimento. Dentro dessa dinâmica, uma instituição pode evoluir ou regredir, pois se trata de um esforço contínuo que pode apresentar variações ao longo do tempo (Figura 1).

RESUMO FINAL

São chaves para o sucesso:

- Criar uma cultura de segurança institucional pressupõe a adoção de estratégias de convencimento e comunicação constante.
- O papel do líder como modelo a ser seguido é fundamental.
- Cultivar a resiliência, priorizando a segurança em detrimento de outras pressões de desempenho.
- Incentivar a comunicação entre as pessoas visando relatar eventos ocorridos, livre do estigma da hierarquia e do medo da punição.
- Utilizar as ferramentas disponíveis para avaliação contínua da cultura de segurança entre os membros da organização.
- Buscar a melhoria contínua.

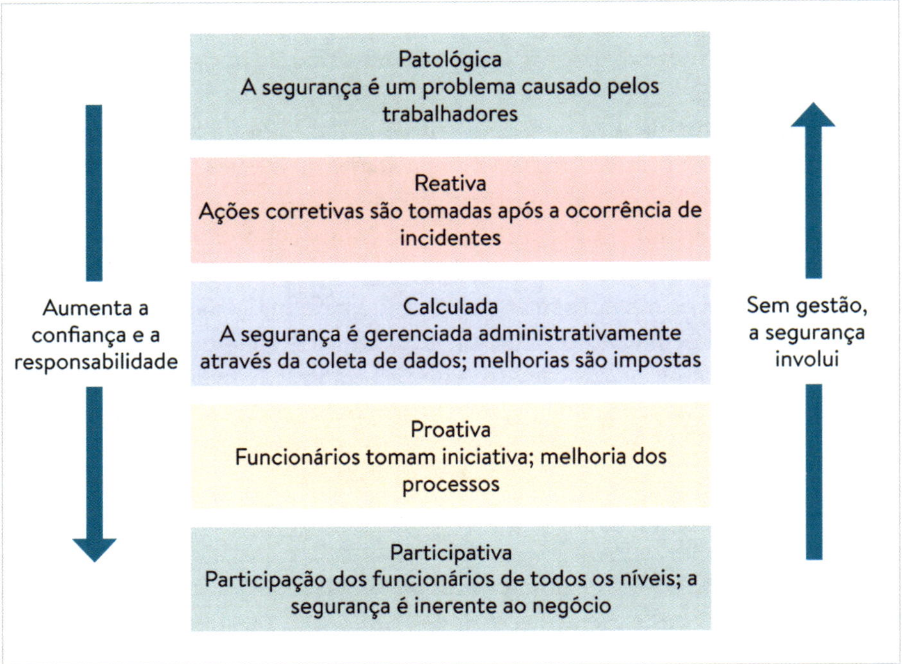

FIGURA 1 Os cinco estágios da maturidade da "cultura de segurança".

REFERÊNCIAS BIBLIOGRÁFICAS

1. Alabdullah H, Karwowski W. Patient safety culture in hospital settings across continents: a systematic review. Appl Sci. 2024;14(8):8496.
2. American Society of Anesthesiologists. Statement on safety culture. 2023. [acesso em março de 2025]. Disponível em: Disponível em: https://www.asahq.org/standards-and-practice-parameters/statement-on-safety-culture
3. Andrade LEL, Melo LOM, Silva IG, Souza RM, Lima ALB, Freitas MR, et al. Adaptation and validation of the survey on patient safety culture in an electronic Brazilian version. Epidemiol Serv Saude. 2017;26(3):455-68.
4. Kazamer A, Ilinca R, Nitu A, Iuonut AM, Bubenek-Turconi SI, Sendlhofer G, et al. A brief assessment of patient safety culture in anesthesia and intensive care departments. Healthcare (Basel). 2023;11(3):429.
5. Reis CT. Cultura em segurança do paciente. In: Souza P, Mendes W. Segurança do paciente, 2. ed. Rio de Janeiro: Fiocruz; 2019. p. 75-99. v. 1.

3

Iniciativas em anestesia para qualidade e segurança do paciente

Gabriel José Redondano de Oliveira

DESTAQUE DO TEMA

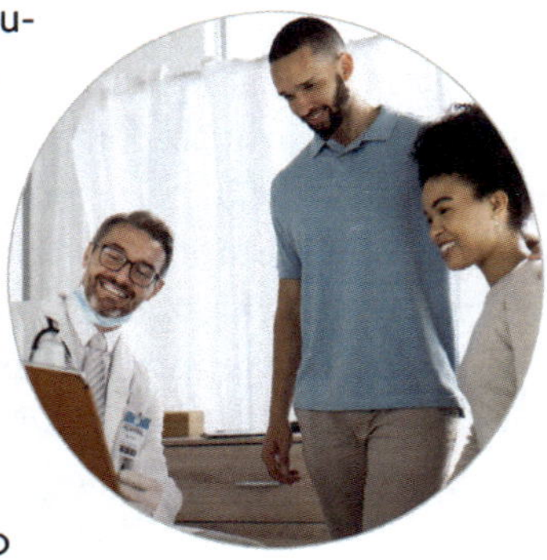

1. A segurança na assistência médica tornou-se uma preocupação global, levando a implementações de estratégias para minimizar riscos e garantir um atendimento mais seguro.
2. Na área de anestesia, medidas foram adotadas para reduzir os riscos associados ao procedimento anestésico-cirúrgico, como o conhecimento do perfil dos pacientes, a identificação e avaliação de riscos, a padronização de protocolos de segurança e a medição de desempenho através de indicadores clínicos.
3. Essas ações visam aprimorar a qualidade do atendimento, prevenir complicações e garantir melhores resultados para os pacientes submetidos a intervenções cirúrgicas.
4. A busca por certificações e modelos de gestão da qualidade ajuda a validar práticas seguras e a melhorar a experiência dos pacientes, que devem ser envolvidos no processo por meio da participação ativa e conselhos consultivos.

INTRODUÇÃO

Nos últimos anos, o número de notícias veiculadas na mídia sobre erros nas instituições de saúde com graves danos aos pacientes é crescente – em muitos casos, sem a devida análise e apuração dos processos que culminaram nos eventos adversos.

Em 1999, foi criado, no relatório do Institute of Medicine (IOM), o *Errar é humano: construir um sistema de saúde mais seguro*. Tal publicação trouxe à tona a problemática relacionada aos danos na saúde causados pelos eventos adversos na saúde nos Estados Unidos e concluiu que cerca de 100 mil estadunidenses morriam a cada ano vítimas de erros médicos. Em outras palavras, a atividade de atendimento complexo e especializado, com uma combinação de melhorias tecnológicas, processos e interações humanas, não era uma prática infalível e implicava maior probabilidade de causar eventos adversos.

To err is human: building a safer health system (no original em inglês), do IOM, causou preocupação com a segurança do paciente e a implementação de uma cultura de segurança nas organizações de saúde em pouco mais que uma década, passando de uma questão marginal e ignorada até tornar-se um elemento emergente na gestão da saúde, com o impulso de iniciativas voltadas à investigação, detecção e atenuação desse problema. Embora haja controvérsias sobre sua magnitude, os efeitos indesejáveis secundários aos cuidados de saúde representam uma causa de alta morbidade e mortalidade em todos os sistemas de saúde desenvolvidos, como tem sido demonstrado por vários estudos epidemiológicos realizados em nível internacional. Em 2016, foi publicado um estudo que sugere que os problemas de segurança nos cuidados médicos podem ser a terceira causa de morte nos Estados Unidos.

A qualidade e a segurança do paciente tornaram-se foco de atenção em âmbito mundial, forçando as organizações de saúde a direcionarem ações de melhoria e controle, permitindo maior prevenção de eventos adversos, fortalecimento da qualidade na assistência prestada, garantindo a segurança da instituição e do colaborador envolvido na assistência.

A assistência anestésico-cirúrgica é complexa e envolve dezenas de etapas que devem ser otimizadas individualmente aos pacientes. Com o objetivo de minimizar os eventos adversos e danos sérios à saúde, é imprescindível a realização de inúmeras ações e estratégias no âmbito da qualidade e segurança com foco no paciente e nos processos que envolvem o período perioperatório. É de extrema importância a participação efetiva e cuidadosa da equipe anestésica juntamente com a equipe multidisciplinar para garantir os melhores resultados. Ao longo do capítulo, serão apontadas ações que indubitavelmente resultam em melhores desfechos clínicos aos pacientes submetidos ao processo anestésico-cirúrgico.

INICIATIVAS EM ANESTESIA

Conhecer o perfil do público atendido

Uma das atividades mais importantes de qualquer trabalho, independentemente da sua área de atuação, é conhecer o público para quem se direciona a prestação de serviço, no caso, qual é o público que recebe o atendimento anestésico.

Conhecer o perfil de risco anestésico, a idade, comorbidades, cirurgias realizadas, especialidades médicas e dados relacionados à procedência dos pacientes ajudará no direcionamento das ações e na priorização dos esforços para melhorar a assistência para os pacientes.

Identificar e avaliar os riscos/eventos anestésicos

Essa etapa consiste em identificar os riscos relacionados com a assistência anestésica, quantificando-os seguindo alguns critérios, como a ocorrência/frequência com que os riscos/eventos acontecem, a gravidade dos riscos/eventos e a facilidade ou não de detecção dos riscos/eventos (FMEA – *failure mode and effect analysis*). Por exemplo, durante a anestesia propriamente dita, é possível a ocorrência de riscos/eventos como extubação acidental, broncoaspiração, regurgitação gástrica etc. Para cada risco/evento identificado, devemos classificá-los pontuando de 1 a 5.

QUADRO 1 Modelo de avaliação dos riscos

Risco/evento identificado	Ocorrência/ frequência (O)	Gravidade (G)	Detecção (D)	(O) x (G) x (D)
Extubação acidental				
Broncoaspiração				
Regurgitação gástrica				
	1 - Baixa ocorrência 3 - Média ocorrência 5 - Alta ocorrência	1 - Baixa gravidade 3 - Média gravidade 5 - Alta gravidade	1 - Fácil detecção 3 - Média detecção 5 - Difícil detecção	

Quanto maior a pontuação, maior o grau do risco/evento, consequentemente é preciso criar barreiras para reduzir a chance de o risco/evento acontecer durante a assistência anestésica. Para isso, é recomendado reforçar os treinamentos para a equipe quanto aos protocolos de prevenção desse risco/evento e sistematicamente acompanhar os profissionais durante a assistência para verificar a ocorrência desses riscos/eventos.

Formalizar as rotinas de segurança do paciente

Essa formalização das rotinas de segurança consiste em customizar as diretrizes assistenciais já existentes pelos conselhos e órgãos regulatórios, deixando escrito de forma prática e objetiva como a assistência anestésica deverá ser realizada. Essas rotinas de segurança também podem ter diferentes nomes, variando em cada instituição. Podem ser chamadas de diretrizes clínicas, de protocolos clínicos e protocolos multidisciplinares, entre outros nomes. O importante é sempre consultar protocolos assistenciais baseados em evidências clínicas.

Essas rotinas também podem ser escritas em forma de guias rápidos para facilitar a consulta e agilizar o atendimento anestésico, sempre mantendo a segurança da assistência ao paciente. Seguem alguns protocolos recomendados:

- Protocolo de via aérea.
- Protocolo de normotermia.
- Protocolo de abreviação de jejum.
- Protocolo de prevenção de náuseas e vômitos.
- Protocolo de normoglicemia.
- Protocolo de antibioticoprofilaxia cirúrgica.
- Protocolo de cirurgia segura, incluindo transporte, transposição e contenção cirúrgica.
- Protocolo de manejo de intoxicação por anestésico local.
- Protocolo de manejo de cefaleia pós-raqui.
- Protocolo de sedação.
- Protocolo de prevenção de eventos hemorrágicos.
- Protocolo de hipertermia maligna.
- Protocolo de prevenção de tromboembolismo.
- Protocolo de manejo de dor aguda no pós-operatório.

Medir *performance*

Uma vez identificados, avaliados os riscos e formalizados os principais protocolos assistenciais, é preciso medir a *performance* da assistência prestada pelo departamento de anestesia. Isso significa que é preciso criar indicadores assistenciais baseados em fichas técnicas bem estruturadas nas quais se descreve qual será o objetivo de cada indicador, os critérios de inclusão e a exclusão do numerador e denominador. Seguem alguns indicadores recomendados:

- Taxa de pacientes com risco anestésico estratificado (ASA1, ASA2, ASA3, ASA4, ASA5).
- Taxa de consulta pré-anestésica ambulatorial.
- Taxa de mudança de técnica.
- Incidência de via aérea identificada no perioperatório.
- Incidência de parada cardiorrespiratória no intraoperatório.
- Incidência de óbito no intraoperatório.
- Incidência de náuseas e vômitos no intraoperatório até a alta anestésica.
- Incidência de hipotermia não intencional no perioperatório.
- Incidência de dor aguda no intraoperatório até a alta anestésica.
- Efetividade no manejo de intoxicação por anestésico local.
- Efetividade no manejo de hipertermia maligna.
- Efetividade no manejo de cefaleia pós-raquianestesia.
- Efetividade no controle glicêmico no intraoperatório até a alta anestésica.
- Taxa e mortalidade associada a anestesia em 48 horas.
- Taxa e mortalidade associada a anestesia em 30 dias.
- Taxa de conformidade da profilaxia antimicrobiana durante o procedimento cirúrgico.
- Incidência de eventos adversos relacionados com a anestesia.

QUADRO 2 Modelo de ficha técnica de indicadores

Nome do indicador:
Objetivo do indicador:
Numerador: Critérios de inclusão no indicador: Critérios de exclusão no numerador:
Denominador: Critérios de inclusão no denominador: Critérios de exclusão no denominador:
Fórmula de cálculo:
Unidade de medida: ( ) percentual; ( ) nº absoluto; ( ) outro:
Nome do responsável pela coleta e validação dos dados:
Frequência da coleta de dados:
Frequência da análise de dados:
Referência bibliográfica:

Analisar os dados e implantar melhorias na jornada anestésica

A coleta de dados é o ponto-chave na identificação dos problemas e suas causas. A definição operacional é importante e serve para que os dados estejam padronizados, garantindo que, se forem coletados por pessoas diferentes, a coleta será feita da mesma forma todas as vezes. A partir de então, é possível definir os pontos a serem abordados para uma mudança que se reflita em melhorias e realmente faça a diferença nos processos.

Melhorias em processos envolvem testar, adaptar e implementar. Mudanças e melhorias nunca são fáceis, porém é possível afirmar que mudanças fundamentais produzem melhorias, alteram a maneira como o trabalho é realizado, assim como seus resultados, conferem diferenças visíveis e positivas aos resultados e têm impacto duradouro.

Exemplos de melhorias possíveis na jornada anestésica no período perioperatório a partir da coleta de dados incluem ações para aumentar a adesão à visita pré-anestésica ambulatorial, folders explicativos com orientações pré-anestésicas/cirúrgicas, treinamentos para as equipes, protocolo-sede na sala de recuperação pós-anestésica, criação de uma equipe anestésica e protocolo para tratamento de dor aguda pós-operatória de difícil controle etc. Fundamental para todo e qualquer processo de melhoria, incluindo o gerenciamento de eventos adversos, é o estabelecimento de uma rotina de controle, que permita o monitoramento do cumprimento das ações planejadas e a consistência dos resultados obtidos com essa implantação. Algumas ferramentas auxiliam para evidenciar as melhorias, como o *Plan, Do, Check, Act* (PDCA) e o *Plan, Check, Do, Study, Action* (PDSA) (exemplo do IHI).

Mapear os processos da jornada anestésica

O mapeamento de processos é uma ferramenta da qualidade que auxilia no entendimento de todas as etapas e ações que precisam ser feitas para garantir a

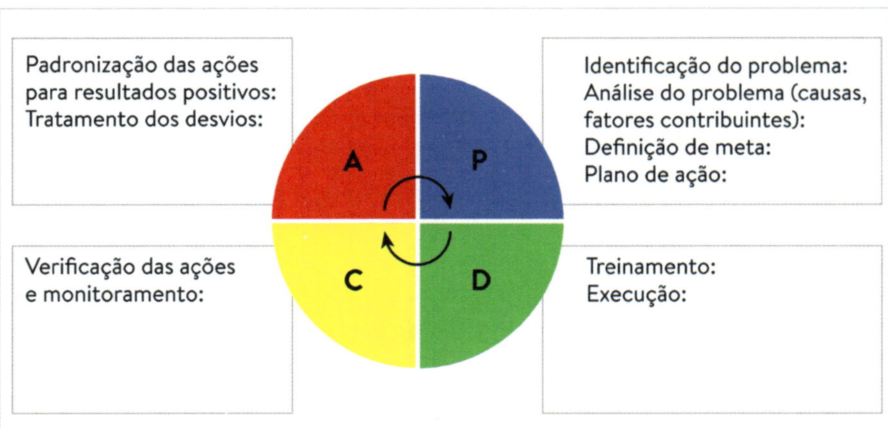

FIGURA 1 Modelo de *Plan, Do, Check, Act* (PDCA).

segurança do paciente. É um documento administrativo, porém sinaliza de forma clara e objetiva como está estruturada a assistência anestésica. O mapeamento de processos consiste em pelo menos cinco etapas:

- Identificação das etapas anestésicas.
- Identificação dos protocolos de segurança relacionados com cada etapa anestésica.
- Identificação dos riscos/eventos relacionados com cada etapa anestésica.
- Identificação das barreiras e rotinas para evitar que os riscos/eventos anestésicos aconteçam.
- Identificar quais ações serão feitas para mitigar os danos ligados à ocorrência dos riscos/eventos.

QUADRO 3 Modelo de mapeamento de processo

Etapas do processo	Protocolos de segurança relacionados com a etapa do processo	Riscos/eventos relacionados com a etapa do processo	Barreiras para evitar que o risco/evento aconteça	Ações para mitigar o risco/evento em cada etapa do processo
1 – Avaliação pré-anestésica	Exemplo: protocolo de avaliação pré-anestésica, protocolo de abreviação de jejum...	Via aérea não identificada Falha na reserva de sangue Falha na reserva de UTI Falha na identificação do paciente	Utilização de critérios para avaliação da via aérea	Realização da avaliação pré-anestésica à beira do leito
2 – Transporte e admissão no bloco operatório				
3 – Realização da anestesia/sedação				
4 – Recuperação pós-anestésica				
5 – Alta anestésica				

Realizar auditorias internas para garantir uma assistência segura

Uma vez estabelecidas as rotinas e padrões de atendimento em todas as etapas da jornada anestésica, é preciso avaliar se elas estão de fato sendo seguidas e cumpridas. É recomendável definir critérios a serem avaliados de acordo com cada rotina/protocolo estabelecido. Por exemplo, na etapa de avaliação pré-anestésica, o protocolo estabelece que todos os pacientes atendidos de forma ambulatorial tenham peso e altura registrados, sua técnica anestésica definida e esclarecida para os pacientes, bem como os riscos anestésicos possíveis. No momento da auditoria interna, esses itens serão verificados. Podem ser verificados por meio da análise do prontuário (consulta pré-anestésica) e do contato telefônico para uma amostragem de pacientes. Já na etapa da recuperação pós-anestésica, foi estabelecido que todo paciente deveria ter sua temperatura corporal aferida desde a entrada na sala de admissão do centro cirúrgico até a sua alta da recuperação pós-anestésica. Então, durante a auditoria interna, esses itens precisam ser verificados se foram cumpridos e se ações foram feitas para manter a normotermia do paciente.

Estruturar a gestão do departamento de anestesia (gestão de pessoas e gestão administrativa)

Essa é uma iniciativa quem nem todos gostam de colocar em prática, pois está distante da formação médica geral. Temos de pensar no departamento de anestesia como uma empresa, seguindo as boas práticas administrativas, seja da instituição que ela está inserida, seja como empresa externa estruturada. Ou seja, é preciso definir ações relacionadas à gestão de pessoas que pelo menos inicialmente deverá contar com ações relacionadas a:

- Seleção e contratação de novos anestesistas e desligamento de anestesistas.
- Admissão e integração dos novos anestesistas.
- Capacitação e atualização da equipe.
- Avaliação do ambiente e clima da equipe, incluindo ações de reconhecimento e recompensa.
- Fidelização da equipe.

Buscar modelos de gestão de qualidade e/ou certificações/acreditações externas para nortear a estruturação do departamento e validar práticas de segurança assistencial

Existem no mercado opções de certificação internacionais (americanas e europeias) que podem nortear um departamento de anestesia para a busca de melhorias relacionadas à própria organização do departamento, como a melhoria assistencial e a segurança do paciente. Essas certificações se baseiam em requisitos de qualidade e segurança e, quando aplicadas, garantem uma *performance* de excelência que se reflete sempre na experiência positiva do paciente ao se submeter a essa jornada anestésica.

Após a escolha do modelo de acreditação, é necessário familiarizar-se com seus padrões e os fundamentos do seu processo, bem como compartilhar todas as informações com a equipe. O envolvimento da liderança na acreditação é vital desde o início. A identificação de "sublíderes" ajuda a garantir a adesão da equipe como um todo. O processo requer colaboração, comunicação, cultura de segurança, gerenciamento de mudanças e melhoria contínua. Preparar os anestesistas e funcionários do departamento, bem como a equipe multidisciplinar, promovendo responsabilidades, gera um senso de propriedade, o que aumenta o envolvimento de todos. Uma parte importante da preparação para acreditação é a avaliação dos processos, com clareza para definir o que precisar ser implantado.

O sucesso é fruto de um incansável trabalho em equipe, com muita disciplina, maturidade, adaptabilidade, responsabilidade, foco no cuidado de excelência ao paciente, incorporando as normas sugeridas até obter a conformidade exigida. O contínuo programa de educação permanente para todos os envolvidos também se faz valer.

Envolver os pacientes para melhorar a experiência das pessoas

Pacientes, familiares e acompanhantes são essenciais para promover mudanças transformacionais na assistência à saúde e melhorar sua qualidade e segurança. Os princípios fundamentais para incluir os pacientes nos projetos de melhoria da organização são o compartilhamento de informações de maneira aberta e oportuna, a promoção da participação de pacientes e familiares na tomada de decisão, o envolvimento deles na elaboração de políticas do serviço, na produção de materiais para educação, na revisão de prestação de cuidados, nas tomadas de decisões. Pode-se evoluir para a criação de um conselho consultivo de pacientes. Essa participação pode ser bastante valiosa e enriquecer de maneira exponencial o cuidado na assistência e a *performance* da organização como um todo.

Liderança

A função essencial dos líderes consiste em imprimir em seus liderados um sentimento positivo. Isso acontece quando um líder cria ressonância, "tocando" o que há de melhor em cada um. O cenário que estamos vivendo, com variáveis incertas, exige que organizações, funcionários e líderes se adaptem a mudanças constantes. Para que as organizações atendam às necessidades de requalificação e constante aprimoramento, é fundamental que estejam imersas em uma cultura de aprendizado, na qual o profissional seja protagonista da sua própria carreira e desenvolvimento.

Nunca foi tão necessária uma gestão mais humanizada, um líder que ofereça suporte técnico e apoio emocional. Quanto menos autonomia e visão de futuro um funcionário tiver, maiores os índices de estresse e, por fim, menor engajamento. Funcionários mais comprometidos e engajados produzem resultados melhores, tratam melhor os pacientes e são mais propensos a permanecer na organização.

Como líder, deve-se praticar a escuta ativa, ampliando as conversas sobre o momento e os objetivos, dedicando tempo para ouvir as preocupações, interesses e angústias. Materiais de pesquisa de clima para a equipe estão disponíveis, ajudando a traçar um perfil do grau de satisfação dos anestesistas em trabalhar no serviço. Esse movimento reforça o olhar compassivo do líder, pronto para colaborar com as necessidades do time e criar um ambiente de transparência e segurança psicológica, no qual os profissionais podem compartilhar seus sentimentos, vulnerabilidades, dúvidas sobre os rumos da organização e da própria carreira.

CONSIDERAÇÕES FINAIS

Não basta o cuidado certo a oferecer em determinada situação. Para que possamos garantir que os tratamentos e cuidados sejam entregues de maneira adequada, é necessário nos certificarmos de como estão sendo aplicados em nosso serviço – é nesse momento que temos a ciência da melhoria em foco. ("Todo sistema está perfeitamente desenhado para alcançar os resultados que obtém" – Paul Batalden.)

A sensibilidade dos profissionais da qualidade é fundamental para acompanhar e intervir no processo de desenvolvimento, implantação e manutenção da cultura da qualidade nos serviços de anestesia, por isso uma equipe direcionada para essa função é, sem dúvida, de extrema importância. É preciso que todos contribuam dentro da perspectiva de cultura de segurança, com foco nos resultados. O *feedback* construtivo da alta direção merece atenção especial para que os profissionais se sintam confiantes e, ao mesmo tempo, instigados e engajados a dar novos passos, a evoluir incessantemente com foco sempre na melhor assistência ao paciente no âmbito da qualidade e segurança. A busca constante por melhorias por meio de acreditações, auditorias clínicas, aperfeiçoamento profissional e assistência focada para a melhor entrega ao paciente é o objetivo dos serviços de excelência.

Os profissionais de saúde, em especial os anestesistas, doam muita energia durante a atuação na assistência, tanto física quanto emocionalmente. Todos os dias eles têm o privilégio – mas também suportam o ônus – de estar com indivíduos mais vulneráveis. Eles testemunham tragédias, desgostos, estresse, medo, tristeza, culpa e pressão. O custo físico e emocional desse trabalho é significativo.

Os efeitos podem ser duradouros, afetando não apenas o profissional da saúde, mas também os pacientes sob seus cuidados. A equipe de anestesia também deve receber acolhimento, suporte psicológico quando necessário, incentivo, estímulo, distrações, entretenimento e reconhecimento. Cuidar de quem cuida é um dos pilares para a formação de uma cultura organizacional de qualidade e segurança.

REFERÊNCIAS BIBLIOGRÁFICAS

1. Charan R, Bossidy L. Execução: a disciplina para atingir resultados. Rio de Janeiro: Campus; 2004.
2. Institute of Medicine. Committee on Quality of Health Care in America. Crossing the quality chasm: a new health system for the 21st century. Washington: National Academies Press; 2001.
3. Motta DA. Como o líder essencial transforma a organização? Harv Bus Rev. 2015.
4. National Patient Safety Agency. RCD investigation tools: guide to investigation report 2008 v1.
5. Organização Mundial da Saúde. [acesso em junho de 2024]. Disponível em: https://www.who.int/pt/about
6. Planetree Internacional. [acesso em junho de 2024]. Disponível em: https://www.planetreebrasil.com.br/
7. Romero MP, González RB, Calvo MSR, Fachado AA. A segurança do paciente, qualidade do atendimento e ética dos sistemas de saúde. Rev Bioét. 2018;26(3):333-42.
8. Institute for Healthcare Improvement. Get started with IHI Open School. Disponível em: https://www.ihi.org/education/ihi-open-school
9. Quality Global Alliance. Manual Qmentum: padrões para serviços de anestesiologia 2023.

4

O Programa Nacional de Segurança do Paciente e o anestesiologista

Ricardo Francisco Simoni

DESTAQUE DO TEMA

1. Reconhecer a importância do Programa Nacional de Segurança do Paciente (PNSP) para a qualidade da assistência na área de saúde.
2. Apontar o anestesiologista como barreira efetiva e principal elemento mitigador de incidentes e eventos adversos no perioperatório.
3. Implantar as estratégias necessárias para aumentar as conformidades nos protocolos básicos do PNSP.
4. Reconhecer o papel dos Núcleos de Segurança do Paciente (NSP) como célula máter da segurança do paciente nas organizações de saúde e reivindicar a presença do anestesiologista como integrante permanente nos núcleos hospitalares.

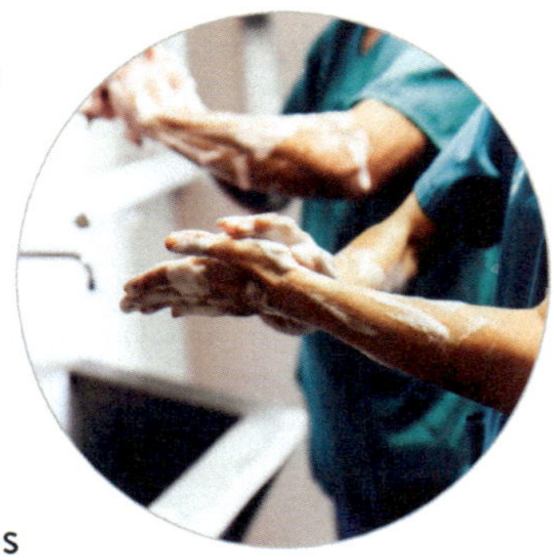

INTRODUÇÃO

A partir da divulgação do relatório do Institute of Medicine (IOM), *To Err is Human*, o tema "segurança do paciente" ganhou relevância. O relatório apontou que cerca de 100 mil pessoas morreram em hospitais a cada ano vítimas de eventos adversos (EA) nos Estados Unidos. Essa alta incidência resultou em uma taxa de mortalidade maior do que as atribuídas aos pacientes HIV positivos, com câncer de mama ou vítimas de atropelamento[1].

O relatório do IOM apontou ainda que a ocorrência de EA representava também um grave prejuízo financeiro. Só nos Estados Unidos, os gastos anuais decorrentes de EA foram estimados entre 17 e 29 bilhões de dólares anuais. Em média, 9,2% dos pacientes internados sofrem algum tipo de EA, e, destes, 43,5% são evitáveis[2]. Estudos mostram que a incidência de EA no Brasil é alta. A ocorrência deste tipo de incidente no país é de 7,6%, dos quais 66% são considerados evitáveis[3].

Organizações de alta confiabilidade já debatem o tema "segurança" há muito tempo. Por exemplo, na Disney, os quatro valores prioritários, nesta ordem, são: segurança, cortesia, apresentação e eficiência. E ninguém escolhe visitar a Disney só porque ela é segura.

No complexo ambiente hospitalar, assim como na Disney, promover a segurança do paciente é um dos principais aspectos a serem considerados durante a avaliação do padrão da assistência. Entretanto, mesmo nos hospitais com processos já bem consolidados, os seres humanos falham e os erros acontecem. Geralmente, esses erros são consequências, não causas. Embora nem sempre seja possível modificar os aspectos humanos, devem-se propor mudanças nas condições sobre as quais os seres humanos trabalham, ou seja, criar estratégias para a segurança no sistema. Em muitas instituições de saúde, a cobrança por resultado no curto prazo coloca a eficiência à frente da segurança na assistência ao paciente. Em algum momento, essa inversão de valores levará a processos inseguros, e a consequência disso será o dano ao paciente além do risco de imagem à instituição.

Baseada nessa premissa, a Organização Mundial da Saúde (OMS) criou estratégias a serem adotadas por todos os hospitais visando à segurança na assistência à saúde, caracterizando um movimento mundial no sentido da construção de uma cultura de segurança do paciente.

Em 2013, foi criado o Programa Nacional de Segurança do Paciente (PNSP), pelo Ministério da Saúde (MS), por meio da Portaria n. 529, de 1° de abril daquele ano, com o intuito de contribuir para a qualificação do cuidado de saúde em todos os estabelecimentos de saúde do país.

A Portaria MS/GM n. 529/2013, no art. 3°, define como objetivos específicos do PNSP: promover e apoiar a implementação de iniciativas voltadas à segurança do paciente, por meio dos Núcleos de Segurança do Paciente (NSP) nos estabelecimentos de saúde (boas práticas); envolver os pacientes e os familiares nesse processo (cuidado centrado); ampliar o acesso da sociedade às informações relativas à segurança do paciente (comunicação); produzir, sistematizar e difundir conhecimentos sobre segurança do paciente (aprendizado); fomentar a inclusão do tema "segurança do paciente" no ensino técnico e de graduação e na pós-graduação na área da saúde (ensino). A cultura de segurança do paciente é elemento que perpassa todos esses aspectos[4].

A complexidade do cuidado em saúde aliado a uma gestão pouco profissionalizada gera ambientes extremamente frágeis e com alto risco de provocar crises cada vez mais frequentes.

Os desafios do PNSP estão em desenvolver estratégias e planos locais de qualidade e segurança do paciente, com ações monitoradas por indicadores, gerido por NSP responsáveis e com políticas de estímulo à utilização rotineira de protocolos e diretrizes clínicas.

Dentro do tema "segurança do paciente", sem dúvida a especialidade médica mais imbuída nesse contexto é a Anestesiologia. Em todo o período perioperatório, está no DNA da especialidade identificar riscos, criar barreiras e contingenciar quando um evento acontece. Promover a segurança do paciente durante toda a sua jornada cirúrgica é o objetivo primordial da especialidade. Isso é de extrema importância, uma vez que a maioria dos EA está relacionada a procedimentos cirúrgicos (39,6%) e medicamentos (15,1%)[2]. Por isso, como será apresentado, o médico anestesiologista pode e deve ser protagonista em muitos eixos do PNSP e nos respectivos NSP, atuando como barreira e mitigador de EA.

As atividades do PNSP encontram-se distribuídas em quatro eixos: estímulo a uma prática assistencial segura, envolvimento do cidadão na segurança, inclusão do tema "segurança do paciente" no ensino de graduação e pós-graduação, assim como nos processos de educação permanente, e incremento da pesquisa em segurança do paciente[4]. O foco deste capítulo será o primeiro eixo do programa.

O ESTÍMULO A UMA PRÁTICA ASSISTENCIAL SEGURA E O PAPEL DOS ANESTESIOLOGISTAS

O estímulo a uma prática assistencial segura é o primeiro eixo do PNSP. Nesse eixo, a Portaria MS/GM n. 529/2013 estabelece que um conjunto de protocolos básicos, definidos pela OMS, deve ser elaborado e implantado. Cabe ao anestesiologista participar e discutir com a equipe multidisciplinar, definindo seu papel na elaboração desses protocolos. São eles: a prática de higiene das mãos, cirurgia segura, segurança na prescrição, uso e administração de medicamentos, identificação de pacientes, comunicação no ambiente dos estabelecimentos de saúde, prevenção de quedas, úlceras por pressão, transferência de pacientes entre pontos de cuidado e uso seguro de equipamentos e materiais.

Duas questões motivaram a OMS a eleger esses protocolos: o pequeno investimento necessário para a sua implantação e a magnitude dos erros e EA decorrentes da falta deles. Esses protocolos constituem instrumentos para construir uma prática assistencial segura e são componentes obrigatórios dos planos (locais) de segurança do paciente dos estabelecimentos de saúde, a que se refere a RDC n. 36, de 25 de julho de 2013, da Agência Nacional de Vigilância Sanitária (Anvisa).

Prática de higiene das mãos

A higienização das mãos ainda é um dos métodos mais importantes e eficazes para reduzir infecções associadas aos cuidados de saúde e infecções cruzadas entre pacientes[5]. O anestesiologista, quase em sua totalidade do tempo, está em contato com fluidos corporais, secreções e mucosas de seus pacientes, ou seja, o contato a agentes patógenos é constante. Seja durante uma simples, venopunção periférica ou central, manobra de laringoscopia, passagem de sonda gástrica, preparo ou administração de fármacos, a higienização das mãos de forma correta é fundamental. A pandemia de Covid-19 demonstrou que a higiene das mãos efetivamente aplicada é uma intervenção vital que pode ser usada para prevenir a propagação da doença. A OMS preconiza a higienização das mãos em cinco momentos do cuidado: antes de tocar no paciente, antes de realizar procedimento limpo/asséptico, após risco de exposição a fluidos corporais, após tocar o paciente e após tocar em superfícies próximas ao paciente. Além disso, a higiene das mãos deve ocorrer após a remoção das luvas, embora o uso delas nunca deva substituir a higiene ideal das mãos. As luvas são reservadas para atividades específicas, como procedimentos invasivos, contato com locais estéreis ou pele não intacta e membranas mucosas, manuseio de dispositivos contaminados e atividades avaliadas como portadoras de risco de exposição ao sangue ou fluidos corporais. Portanto, as luvas em geral não são usadas para administrar injeções; em vez disso, o profissional deve seguir a prática ideal de higiene das mãos. Entretanto, a conformidade dos profissionais de saúde nos cinco momentos de higienização das mãos ainda é um desafio. Transformar isso num hábito entre os profissionais da saúde exige bastante resiliência da liderança de qualquer instituição. A OMS demonstrou que a disponibilidade aumentada de álcool gel para as mãos aos profissionais da saúde em vários ambientes hospitalares aumenta a conformidade desse processo[6].

Além disso, a Norma Regulamentadora n. 32 – Segurança e Saúde no Trabalho em Serviços de Saúde (NR-32) estabelece as diretrizes básicas para as medidas de proteção à segurança e saúde dos profissionais. Sendo assim, ficam vedados ao anestesista: o uso de adornos e o manuseio de lentes de contato nos postos de trabalho, o uso de calçados abertos, a utilização de pias de trabalho para fins diversos do previsto, o consumo de alimentos e bebidas nos postos de trabalho, a guarda de alimentos em locais não destinados a esse fim e o uso de vestuário privativo fora do local de trabalho.

QUADRO 1 Algumas estratégias para engajar a equipe médica na prática de higienização das mãos

Realizar palestras e treinamentos educativos com a equipe médica para incentivar o uso frequente da higienização das mãos.
Conscientizar os anestesiologistas da importância de lavar as mãos nos cinco momentos.
Distribuir materiais educativos que expliquem os benefícios da higienização das mãos.
Implementar práticas incentivadoras, como premiações para quem realiza a higienização das mãos com mais frequência.
Criar campanhas de conscientização para a equipe médica que mostrem as consequências de não higienizar as mãos.
Estabelecer metas de higienização das mãos para os anestesiologistas.
Fornecer equipamentos de higienização das mãos, como sabonetes líquidos, toalhas de papel descartáveis e álcool gel.
Distribuir cartazes informativos para a equipe médica, para que possam ter acesso a informações sobre a importância da higienização das mãos.
Definir indicadores de desempenho que mostrem o nível de higienização das mãos realizado pela equipe médica.
Realizar reuniões periódicas com a equipe médica para discutir sobre as práticas de higienização das mãos.

Cirurgia segura

A campanha "Cirurgia Segura Salva Vidas", da OMS, teve como objetivo implementar procedimentos cirúrgicos seguros e as melhores práticas de segurança do paciente para reduzir a incidência de EA tanto na sala de cirurgia quanto na enfermaria. O protocolo de cirurgia segura faz parte da meta internacional 4 de Segurança do Paciente (assegurar cirurgia em local de intervenção, procedimento e paciente corretos).

Durante décadas, os principais objetivos da cirurgia segura foram focados principalmente no procedimento técnico. Mais recentemente, descobriu-se que a implementação de habilidades não técnicas e comunicação interpessoal desempenham um papel significativo na prevenção de danos em ambientes de cuidados cirúrgicos[7].

Apesar de sua complexidade, as instituições de saúde são amplamente consideradas sistemas confiáveis, com a intenção principal de "não fazer mal". No entanto, em comparação com verdadeiras organizações de alta confiabilidade, como companhias aéreas ou indústrias de energia nuclear, os cuidados de saúde não estão nem perto da segurança que os pacientes esperam. Para entender o significado real da segurança na cirurgia, deve-se primeiro entender as inúmeras etapas necessárias em cada ambiente de cirurgia e no caminho do paciente cirúrgico.

Em 2008, a OMS promoveu uma campanha para incentivar todas as instituições de saúde que realizam cirurgia globalmente a aplicar a Lista de Verificação de Segurança Cirúrgica em seus blocos cirúrgicos. Estudos demonstraram uma redução de 33% de EA potencialmente letais quando essa simples lista de verificação cirúrgica é aplicada[7]. Ela é baseada numa lista simples de ações diferentes a serem realizadas quando o paciente é admitido na sala de cirurgia, antes da incisão cirúrgica e após o procedimento. O objetivo dessa ferramenta é garantir que o equipamento apropriado esteja disponível, evitar que a cirurgia seja realizada no local errado, confirmar a identidade do paciente, evitar ou reduzir a infecção no local cirúrgico, reduzir a incidência de trombose venosa profunda ou embolia pulmonar, prevenir o risco de materiais estranhos retidos sem intenção e assegurar um ambiente pós-operatório apropriado ao paciente.

Os itens incluídos na lista de verificação são simples de detectar, e o tempo necessário para aplicar essa melhor prática é estimado em apenas 3-4 minutos. A lista de verificação é dividida em ações a serem realizadas antes e depois do procedimento e é nomeada da seguinte forma: *Sign In, Time Out* e *Sign Out.* Ao longo do processo de checagem da lista de verificação, o anestesiologista participa ativamente com a equipe de enfermagem e cirúrgica.

Durante o *Sign In* (antes da indução anestésica), o anestesiologista deve checar a identidade do paciente usando no mínimo dois fatores (nome e data de nascimento, por exemplo). É fundamental que ele também acompanhe a demarcação da lateralidade e sítio cirúrgico pela equipe cirúrgica antes de o paciente entrar em sala operatória, principalmente caso tenha programado algum bloqueio periférico no paciente.

Cabe ao anestesiologista, durante essa etapa, verificar o correto funcionamento do aparelho de anestesia e monitores, observar a presença das medicações necessárias para realização da técnica anestésica proposta, informar se a paciente possui algum tipo de alergia, preparar os equipamentos e dispositivos previamente, caso o paciente tenha uma via aérea difícil ou risco de aspiração. Além disso, deve sinalizar e se preparar nos casos em que exista risco de sangramento maior que 500 mL.

Não é função do anestesiologista prescrever a antibioticoprofilaxia cirúrgica, mas, pela proximidade da linha venosa e conhecimento das boas práticas de manipulação e administração de fármacos, o profissional acaba se envolvendo nesse processo. Ele deve se atentar não só na administração da dose em *bolus* do antibiótico, mas também no repique desse fármaco em tempos apropriados. Esse processo deve ser checado durante o *Time Out*, ou seja, antes da incisão cirúrgica.

Na etapa de *Time Out*, o anestesiologista também será questionado sobre a prevenção de algum evento crítico possível durante o intraoperatório. O *Sign Out* é a etapa que prepara as informações do paciente para a transição do cuidado. O anestesiologista precisa informar as principais preocupações para a recuperação e o manejo desse paciente. O transporte deste deve ser feito de maneira correta, observando, principalmente, o grau de sedação e saturação periférica de oxigênio. Toda a transição do cuidado é crítica do ponto crítico de vista assistencial e da transferência de informações, devendo ser feita de maneira sistematizada em toda a instituição.

Cirurgiões, anestesistas e enfermeiros devem considerar todos os riscos para a segurança do paciente, não só aqueles exclusivos da cirurgia. Todos precisam garantir as melhores práticas para cada decisão no cuidado de pacientes cirúrgicos. Isso deve incluir, também, a checagem de hemoderivados ou hemocomponentes certos, anticoagulação, controle glicêmico e outro controle de comorbidades para prevenir complicações pré-operatórias, incluindo infarto do miocárdio, acidente vascular cerebral, tromboembolismo venoso, hipoglicemia, delírio e muitos outros

QUADRO 2 Algumas estratégias para engajar os anestesiologistas no protocolo de cirurgia segura

Criar oportunidades para educação e treinamento contínuos em protocolos de cirurgia segura para os anestesiologistas.
Estabelecer processos e procedimentos para garantir que os anestesiologistas sejam responsáveis por cumprir os protocolos de cirurgia segura.
Promover a colaboração e comunicação entre anestesiologistas e outros profissionais de saúde no que diz respeito ao protocolo de cirurgia segura.
Oferecer incentivos para os anestesiologistas que se envolvem ativamente no protocolo de cirurgia segura.
Promover palestras motivacionais para os anestesiologistas que enfatizem a importância do protocolo de cirurgia segura.
Estabelecer um programa de reconhecimento para os anestesiologistas que cumprem os protocolos de cirurgia segura.
Estabelecer processos de *feedback* para que os anestesiologistas possam refletir sobre seu próprio desempenho nos protocolos de cirurgia segura.

Segurança na prescrição, uso e administração de medicamentos

Basicamente, os anestesiologistas exercem sua profissão prescrevendo e administrando fármacos nos pacientes. O erro de medicação é um dos EA mais prevalentes em qualquer organização de saúde[2]. Dependendo da complexidade e duração do procedimento, podem ser administrados dezenas de fármacos em apenas uma cirurgia. Por isso, a exposição ao risco de um erro de medicação é bastante elevada nessa especialidade. Não apenas o paciente, mas o anestesiologista se beneficia notavelmente em instituições que contam com uma cadeia medicamentosa segura.

Os medicamentos de alta vigilância, como opioides, sedativos, vasopressores, bloqueadores neuromusculares, heparina e insulina, assim como eletrólitos concentrados, apresentam risco maior de causar danos significativos quando administrados incorretamente. A implantação de uma estratégia abrangente para a gestão de medicamentos de alta vigilância é um recurso valioso para melhorar a segurança e reduzir a possibilidade de danos graves devido a erros de medicação.

QUADRO 3 Estratégias úteis para o uso seguro de medicamentos de alta vigilância
1. Padronização de concentrações e opções de volumes.
2. Uso de soluções pré-diluídas (disponíveis no mercado e preparadas por farmácias).
3. Uso de bombas programáveis com limites de dosagem e alertas automáticos.
4. Uso de rótulos auxiliares de acordo com as normas da instituição.
5. Limitar a disponibilidade e assegurar que os formatos de altas doses de opioides não sejam estocados em áreas de prestação de serviços e realizar auditorias frequentes nesses locais.
6. Emprego de redundâncias como dupla checagem.
7. Padronização das solicitações, armazenagem, preparação, administração e dispensação de produtos por meio de protocolos, diretrizes, tabelas de dosagem e grupos de medicamentos solicitados (*order sets*).
8. Treinamentos sobre medicamentos de alta vigilância.
9. Segregação e fornecimento de acesso orientado.

Toda instituição deve ter uma política de gestão de medicamentos de alta vigilância que enfatize estratégias relacionadas à população de pacientes de alto risco, inclusive pacientes idosos, pediátricos e neonatais, bem como nos pontos de transição do cuidado, como admissão, transferência e alta. Entretanto, todas as estratégias são ineficazes se o anestesiologista não compreender a sua importância e papel no processo da cadeia medicamentosa.

Outra forma de evitar erro de medicação é não perder a consciência situacional no momento de preparo e administração dos medicamentos. Esse é um momento crítico do processo em que conversas e distrações paralelas devem ser rigorosamente evitadas. A perda da consciência situacional é responsável por 85% dos erros humanos, sendo a falha por percepção (elementos ao redor, como distrações, interrupções, complacência e passividade) responsável por 78% dos erros por falta de consciência situacional. A perda de consciência situacional é gradual, sutil e sorrateira, e infelizmente só nos danos é que aparece que a sentimos.

Identificação do paciente

A identificação correta do paciente é a primeira meta internacional de segurança. Essa meta é atingida quando se confere com o paciente sua identidade através de dois fatores, no mínimo (nome, data de nascimento ou nome da mãe, por exemplo). Essa etapa está dentro do Sign In do protocolo de cirurgia segura. Do ponto de vista da anestesia, isso é fundamental no momento de abrir uma avaliação pré-anestésica, por exemplo. Não é raro o profissional abrir avaliação pré-anestésica de outro paciente, principalmente em homônimos ou nomes muito semelhantes. Essa falha pode levar a eventos catastróficos. Essa falha é mais propensa a acontecer quando prontuários anestésicos não estão integrados ao prontuário eletrônico da instituição. O número do quarto do paciente não deve ser utilizado para fins de identificação.

Comunicação no ambiente de saúde

Habilidades não técnicas são as habilidades cognitivas e sociais de profissionais experientes. A importância dessas habilidades e sua aplicação à segurança cirúrgica são em grande parte difundidas nas instituições médicas desde a década de 1990, quando os pesquisadores começaram a observar que o trabalho em equipe, a comunicação, a consciência situacional e a liderança entre as equipes cirúrgicas têm influência na própria equipe e no desfecho do paciente[7]. Desde então, muitas instituições médicas começaram a concentrar seu trabalho de melhoria em fatores humanos, em vez de trabalhar para melhorar apenas as habilidades técnicas. Pela análise de incidentes, as habilidades não técnicas contribuem para melhorar o desempenho técnico, reduzir erros e melhorar a segurança. Portanto, esses aspectos comportamentais do desempenho são necessários para melhorar a boa prática clínica. Esses comportamentos não estão diretamente relacionados à experiência clínica, medicamentos ou equipamentos cirúrgicos. Num ambiente cirúrgico, a comunicação é uma habilidade não técnica muito importante para que se consiga atingir um desfecho satisfatório livre de falhas. Por isso, a comunicação foi considerada meta internacional de segurança. Foi demonstrado que as falhas em se comunicar (ouvir e falar), em ser assertivo, lapsos na tomada de decisão e problemas relacionados à liderança e baixa consciência situacional geralmente contribuem para EA. Essas falhas são responsáveis por queda de desempenho e promove desfechos insatisfatórios. É muito importante detectar falhas na comunicação precocemente, mas essa capacidade requer treinamento sobre fatores humanos e interações humanas. As interações entre os anestesiologistas e os relacionamentos, atribuições e comportamentos podem melhorar a segurança nos ambientes de saúde.

QUADRO 4 Algumas estratégias para melhorar a comunicação entre as equipes de saúde

Estabelecer canais de comunicação claros e eficazes: crie canais de comunicação que permitam que os membros da equipe compartilhem facilmente informações e ideias. Certifique-se de que todas as partes envolvidas saibam quais são esses canais e como usá-los.
Promover reuniões regulares: reunir-se regularmente permite que todos os membros da equipe estejam atualizados e compartilhem informações relevantes.
Desenvolver um plano de comunicação: desenvolver um plano de comunicação que especifique quais informações devem ser compartilhadas, como e quando devem ser compartilhadas.
Utilizar ferramentas de comunicação modernas: adotar ferramentas de comunicação modernas, como mensagens instantâneas, videoconferências e plataformas colaborativas.
Estimular a partilha de *feedback*: dê aos membros da equipe a oportunidade de compartilhar *feedback* e ideias. Isso ajudará a construir um ambiente de trabalho colaborativo e inclusivo.
Estimular o diálogo aberto: estimule o diálogo aberto para permitir que todos os membros da equipe compartilhem seus pensamentos e sentimentos.
Fornecer treinamento de comunicação: ofereça treinamento de comunicação para que os membros da equipe possam melhorar suas habilidades de comunicação e serem mais eficazes.

Prevenção de quedas

Um evento de queda pode ser caracterizado como leve e até mesmo catastrófico para o paciente. O anestesiologista deve avaliar o risco de quedas em cada paciente antes de iniciar o procedimento anestésico. Alguns dos fatores de risco que o anestesiologista deve considerar incluem idade, nível de consciência, uso de medicamentos, alcoolismo e condições médicas preexistentes, como problemas ortopédicos, doença de Alzheimer ou outras demências. No contexto anestésico, a queda pode acontecer em vários momentos, entre eles: passagem do paciente para mesa cirúrgica, durante alterações do posicionamento do paciente no intraoperatório, no despertar da anestesia (paciente agitado) e na transferência do paciente da mesa cirúrgica para a cama/maca de transporte. Quando se trata de prevenção de quedas, as rotinas e os protocolos de transporte, movimentação e transferência do paciente devem estar bem desenhados e alinhados com a equipe de enfermagem do centro cirúrgico. As lideranças da anestesia e enfermagem devem estar atentos e cobrar de seus times qualquer violação a esses protocolos.

As cintas de segurança estão entre os dispositivos de segurança bastante efetivos para a prevenção de quedas durante o ato anestésico. As cintas devem ser utilizadas em todos os procedimentos e acopladas logo que o paciente se acomode na mesa cirúrgica. Elas devem permanecer durante todo o procedimento cirúrgico e serem retiradas apenas para transferência do paciente para cama/maca de transporte. Essa conduta serve também para ambientes fora do centro cirúrgico, como nos serviços de exames diagnósticos. Além disso, o anestesiologista deve se preocupar com o estado de conservação das mesas cirúrgicas e procurar manter as barras de segurança de camas e macas sempre levantadas durante o transporte do paciente.

Prevenção de úlceras por pressão

Um posicionamento adequado do paciente durante o procedimento cirúrgico tem o objetivo de melhorar o acesso ao campo cirúrgico para o cirurgião. Entretanto, dependendo do tipo e da duração do procedimento, das condições clínicas do paciente e da estrutura disponível no centro cirúrgico, encontrar uma posição menos lesiva ao paciente é muitas vezes um desafio ao anestesiologista. O objetivo em qualquer caso é buscar um equilíbrio entre o melhor posicionamento cirúrgico e uma posição tolerável ao paciente. Um posicionamento programado por todos os envolvidos no ato cirúrgico é uma barreira fundamental para a prevenção de úlceras de pressão. O anestesiologista deve estar atento e participar dessa programação, apontando condições prévias de limitação física dos pacientes, utilizando de seu conhecimento para sinalizar as alterações fisiológicas ocasionadas pelo posicionamento, assim como expressar pontos importantes para a equipe cirúrgica sobre risco aumentado de lesões nervosas e teciduais (úlceras de pressão). O objetivo final é um posicionamento correto que redistribua a pressão, sobretudo em proeminências ósseas, considerando para isso não só a utilização de coxins em gel ou visco elástico, mas também um reposicionamento periódico durante a cirurgia (a cada 30 minutos, por exemplo). O anestesiologista deve conferir também se existe pressão de equipos, conectores e torneirinha sobre a pele do paciente, pois isso pode levar a lesão tecidual. Outro ponto importante é a estratificação do risco por meio da Escala de Avaliação de Risco para o Desenvolvimento de Lesões Decorrentes do Posicionamento Cirúrgico do Paciente (ELPO), por exemplo. Essa escala considera sete variáveis para estratificar o risco de úlcera por pressão: posição cirúrgica, tempo de cirurgia, tipo de anestesia, superfície de suporte, posição de membros, comorbidades e idade do paciente. São considerados pacientes de alto risco de lesão quando o índice é maior ou igual a 20[8].

QUADRO 5 Escala de Avaliação de Risco para o Desenvolvimento de Lesões Decorrentes do Posicionamento Cirúrgico do Paciente (ELPO)

Itens Escore	5	4	3	2	1
Tipo de posição cirúrgica	Litotômica	Prona	Trendelenburg	Lateral	Supina
Tempo de cirurgia	Acima de 6 horas	Acima de 4 até 6 horas	Acima de 2 até 4 horas	Acima de 1 até 2 horas	Até 1 hora
Tipo de anestesia	Geral + regional	Geral	Regional	Sedação	Local
Superfície de suporte	Sem uso de superfície de suporte ou suportes rígidos sem acolchoamento ou perneiras estreitas	Colchão da mesa cirúrgica de espuma (convencional) + coxins feitos de campos de algodão	Colchão da mesa cirúrgica de espuma (convencional) + coxins de espuma	Colchão da mesa cirúrgica de espuma (convencional) + coxins de viscoelástico	Colchão da mesa cirúrgica de viscoelástico + coxins de viscoelástico
Posição dos membros	Elevação dos joelhos > 90° e abertura dos membros inferiores > 90° ou abertura dos membros superiores > 90°	Elevação dos joelhos > 90° ou abertura dos membros inferiores > 90°	Elevação dos joelhos < 90° e abertura dos membros inferiores < 90° ou pescoço sem alinhamento esternal	Abertura < 90° dos membros inferiores	Posição anatômica
Comorbidades	Úlcera por pressão ou neuropatia previamente diagnosticada ou trombose venosa profunda	Obesidade ou desnutrição	*Diabetes mellitus*	Doença vascular	Sem comorbidades
Idade do paciente	> 80 anos	Entre 70 e 79 anos	Entre 60 e 69 anos	Entre 40 e 59 anos	Entre 18 e 39 anos

Transferência de pacientes entre pontos de cuidado

As transferências entre pontos do cuidado são definidas como pontos de transição no cuidado de um paciente quando a responsabilidade pelo bem-estar é transferida entre profissionais individuais e/ou equipes de atendimento. Tais transições de atendimento ocorrem em vários estágios do processo perioperatório, incluindo a transição do paciente da sala de cirurgia para a sala de recuperação anestésica ou para a unidade de terapia intensiva (UTI). Preferencialmente, para todas as fases do atendimento perioperatório, deve haver um protocolo formal de transição do cuidado enfatizando a padronização da comunicação verbal e escrita. As transições do cuidado foram identificadas como pontos críticos em todos os estágios do atendimento ao paciente e foram associadas a danos, bem como a alegações de negligência. A má comunicação e distrações durante as transições são responsáveis por vários EA. Além disso, as omissões de dados ou tarefas críticas se degradam a cada transferência. Um protocolo de transferência padronizado, abrangente e fácil de seguir pode melhorar a qualidade da transferência de dados e resultados, reduzindo as complicações evitáveis. Por exemplo, deve existir um processo padronizado para confirmar medicamentos e alergias durante cada transferência perioperatória. Um processo de transferência ruim, juntamente com um erro de documentação, pode ser particularmente perigoso (por exemplo, a falha em documentar a administração de um medicamento ou a revisão de medicamentos durante a transferência pode resultar na readministração com sobredose após a transferência). Os protocolos de transferência publicados podem se adequar a um ambiente específico e à prática institucional local. O anestesiologista deve compreender a importância de uma transferência bem realizada na segurança do paciente, sempre buscando uma comunicação verbal e escrita mais assertiva para que todas as informações sensíveis sejam transmitidas ao profissional que se responsabilizará pela sequência do cuidado. Processos aprimorados no ambiente cirúrgico são importantes porque as transferências intraoperatórias que envolvem a transferência completa de cuidados de um anestesiologista para outro foram associadas a EA. Um estudo retrospectivo com mais de 300 mil pacientes submetidos a cirurgias de grande porte demonstrou que as falhas de transição de cuidados anestésicos foram associadas a um impacto adverso no desfecho, incluindo morte, readmissão hospitalar ou complicações pós-operatórias maiores. Outro estudo retrospectivo com 139.00 pacientes demonstrou que cada transferência intraoperatória adicional foi associada a um aumento de 8% nas complicações pós-operatórias, incluindo graves complicações cardíacas, respiratórias, gastrointestinais e urinárias, sangramento e infecções[9].

QUADRO 6 Algumas estratégias para o anestesiologista garantir uma transferência do cuidado segura

1. Comunicar com o paciente e os demais profissionais de saúde ao longo do processo de transferência.
2. Assegurar que todas as informações relevantes sobre o estado do paciente sejam documentadas e compartilhadas com os outros profissionais de saúde.
3. Uso de ferramentas como listas de verificação ou outros auxílios cognitivos para melhorar a transferência de informações.
4. Discutir a assistência ao paciente com os outros profissionais de saúde para garantir que todos os procedimentos necessários sejam realizados de forma segura.
5. Monitorar o estado do paciente durante o processo de transferência para garantir que ele não sofra nenhum dano durante o processo.
6. Realizar testes de diagnóstico, como exames de sangue, para garantir que todos os fatores relevantes relacionados à saúde do paciente sejam considerados durante o processo de transferência.

Uso seguro de equipamentos e materiais

Para desempenhar sua profissão, os anestesiologistas manuseiam diariamente diversos equipamentos e tecnologias. As bombas de infusão e aparelhos de anestesia são pontos críticos na segurança do paciente. Existem no mercado diversas marcas e modelos desses equipamentos, e quanto maiores os tipos existentes numa instituição, maior a chance de erros graves. Para minimizar os riscos, na medida do possível, é recomendado que o hospital padronize as bombas de infusão e aparelhos de anestesia. Os anestesiologistas devem receber treinamentos periódicos para operar de maneira segura esses equipamentos, cobrindo necessidades clínicas do paciente, competência pessoal, continuidade do cuidado, tecnologia embarcada, sua localização e acesso. Treinamentos *on-line* em plataformas auditáveis e gamificação são maneiras de engajar a equipe nesses treinamentos. Essa capacitação é particularmente importante, visto que muitos anestesiologistas trabalham em mais de uma instituição de saúde, necessitando ser competentes no uso de muitos tipos diferentes tipos de bombas de infusão e aparelhos de anestesia. Por meio da engenharia clínica, a instituição deve manter um programa de manutenção preventiva desses equipamentos garantindo ao anestesiologista que esses dispositivos estejam seguros e funcionais. Além disso, um *checklist* diário deve ser feito nos aparelhos de anestesia e monitores junto com um teste de conformidade antes de cada procedimento. Todas essas informações de registros e relatórios de manutenção preventiva em vigor fazem parte da gestão de equipamentos da engenharia clínica e devem ser compartilhadas com a equipe de anestesia.

O NÚCLEO DE SEGURANÇA DO PACIENTE

Os NSP podem ser considerados a célula máter da segurança do paciente nas organizações de saúde brasileiras. Segundo a RDC n. 36/2013, o NSP é "a instância do serviço de saúde criada para promover e apoiar a implementação de ações voltadas à segurança do paciente", consistindo num componente extremamente importante na busca pela qualidade e segurança das atividades praticadas nas instituições de saúde.

A principal função do NSP é integrar as diferentes áreas que trabalham com riscos na instituição, considerando o paciente sujeito final do cuidado em saúde. O paciente necessita estar seguro, independentemente do processo de cuidado a que ele será submetido. O NSP deve promover a articulação dos processos de trabalho e das informações que impactem nos riscos ao paciente.

A direção da instituição é a responsável pela nomeação e composição do NSP, conferindo aos seus membros autoridade, responsabilidade e poder para executar as ações do Plano de Segurança do Paciente (PSP). É aconselhável que o NSP tenha uma agenda periódica com setores assistenciais (direção técnica assistencial, de enfermagem e farmacêutica) e não assistenciais (engenharia hospitalar, compras, serviço de higiene e limpeza, hotelaria). O NSP deve adotar os seguintes princípios e diretrizes:

- Melhoria contínua dos processos de cuidado e do uso de tecnologias da saúde.
- Disseminação sistemática da cultura de segurança.
- Articulação e integração dos processos de gestão de risco.
- Garantia das boas práticas de funcionamento do serviço de saúde dentro de seu âmbito de atuação.

O funcionamento dos NSP nos serviços abrangidos por essa RDC é compulsório, cabendo aos órgãos de vigilância sanitária local (municipal, distrital ou estadual) a fiscalização do cumprimento dos regulamentos sanitários vigentes. Segundo o art. 13 da RDC n. 36/2013, a não estruturação do NSP constitui-se em uma infração sanitária e, nos termos da Lei n. 6.437, de 20 de agosto de 1977, sem prejuízo das responsabilidades civil, administrativa e penal cabíveis.

O NSP deve ser constituído por uma equipe multiprofissional, minimamente composta por médico, farmacêutico e enfermeiro e capacitada em conceitos de melhoria da qualidade, segurança do paciente e em ferramentas de gerenciamento de riscos em serviços de saúde.

Preferencialmente, o NSP deve ser composto por membros da instituição que conheçam bem os processos e tenham perfil de liderança. A composição do NSP pode variar de instituição para instituição. Pela sua importância na avaliação de riscos, treinamento em urgência e contingenciamento em EA, é interessante que um anestesiologista componha o NSP. Como demonstrado anteriormente, o anestesiologista permeia em todos os protocolos básicos recomendados pelo PNSP, podendo ser importante barreira para incidentes e EA.

Outros profissionais vinculados às áreas de controle de infecção, gerência de risco, qualidade, farmácia hospitalar e serviço de enfermagem podem participar do NSP, assim como podem ser membros consultivos do NSP membros do núcleo de saúde do trabalhador, gerência de resíduos, comissão de biossegurança, comissão de padronização de materiais, comissão de proteção radiológica, comissão de mortalidade materna e neonatal, comitê transfusional, comissão interna de prevenção de acidentes, entre outras[10].

Pelos resultados de pesquisa recente realizada pela Sociedade Brasileira para a Qualidade do Cuidado e Segurança do Paciente (SOBRASP), existem cerca de 400 NSP no Brasil; destes, 87,5% são núcleos hospitalares. Segundo essa mesma pesquisa, a grande maioria (94%) diz receber apoio da alta gestão, entretanto 32% não têm reuniões com a alta gestão, 59,8% não recebem recursos financeiros para

QUADRO 7 Competências do Núcleo de Segurança do Paciente

Implantar os protocolos básicos de segurança do paciente e fazer o monitoramento dos seus indicadores.
Desenvolver ações para a integração e articulação multiprofissional no serviço de saúde.
Elaborar, implantar, divulgar e manter atualizado o Plano de Segurança do Paciente (PSP).
Promover ações para a gestão do risco no serviço de saúde.
Promover mecanismos para identificar e avaliar a existência de não conformidades nos processos e procedimentos, incluindo aqueles envolvidos na utilização de equipamentos, medicamentos e insumos, e propor ações preventivas e corretivas.
Acompanhar as ações vinculadas ao PSP.
Estabelecer barreiras para a prevenção de incidentes nos serviços de saúde.
Desenvolver, implantar e acompanhar programas de capacitação em segurança do paciente e qualidade em serviços de saúde.
Analisar e avaliar os dados sobre incidentes decorrentes da prestação do serviço de saúde.
Compartilhar e divulgar à direção e aos profissionais do serviço de saúde os resultados da análise e avaliação dos dados sobre incidentes relacionados à assistência à saúde decorrentes da prestação do serviço de saúde.
Notificar ao Sistema Nacional de Vigilância Sanitária (SNVS) os eventos adversos decorrentes da prestação do serviço de saúde.
Acompanhar os alertas sanitários e outras comunicações de risco divulgadas pelas autoridades sanitárias.

suas ações, 52% dos núcleos não têm espaço físico para suas atividades, em 61,5% o profissional coordenador não tem dedicação exclusiva e em 50,5% dos NSP os demais profissionais que compõem a equipe não têm horas dedicadas especificamente para as atividades do núcleo[11].

REFERÊNCIAS BIBLIOGRÁFICAS

1. Kohn LT, Corrigan J, Donaldson MS. To err is human: building a safer health system. Washington: National Academy Press; 2000.
2. De Vries EN. The incidence and nature of in-hospital adverse events: a systematic review. Qual Saf Health Care. 2008;17(3):216-23.
3. Mendes W, Martins M, Rozenfeld S, Travassos C. The assessment of adverse events in hospitals in Brazil. Int J Qual Health Care. 2009;21(4):279-84.
4. Brasil. Ministério da Saúde. Fundação Oswaldo Cruz. Agência Nacional de Vigilância Sanitária. Documento de referência para o Programa Nacional de Segurança do Paciente. Brasília: Ministério da Saúde; 2014.
5. Hiller MD. Using efective hand hygiene practice to prevent and control infection. Nurs Stand. 2020;35(5):45-50.
6. World Health Organization. Clean care is safer care: system change: changing hand hygiene behaviour at the point of care. 2020.
7. Venneri F, Brown LB, Cammelli F, Haut ER. Safe surgery saves lives. In: Donaldson L, Ricciardi W, Sheridan S, Tartaglia R. Textbook of patient safety and clinical risk management. Cham: Springer; 2020. p. 177-88.
8. Lopes CMM, Haas VJ, Dantas RAS, Oliviera CG, Galvão CM. Escala de avaliação de risco para lesões decorrentes do posicionamento cirúrgico. Rev Latino-Am Enfermagem. 2016;1-8.
9. Agarwala AV. Handoffs of surgical patients. Waltham: UpToDate; 2021.
10. Brasil. Agência Nacional de Vigilância Sanitária. Gerência de Vigilância e Monitoramento em Serviços de Saúde. Gerência Geral de Tecnologia em Serviço de Saúde. Implantação do núcleo de segurança do paciente em serviços de saúde – Série Segurança do Paciente e Qualidade em Serviços de Saúde. Brasília: Anvisa; 2016.
11. Sociedade Brasileira para a Qualidade do Cuidado e Segurança do Paciente. Demografia dos Núcleos de Segurança do Paciente no Brasil. 2022.

5

A importância das notificações e dos indicadores

Tais Felix Szeles

DESTAQUE DO TEMA

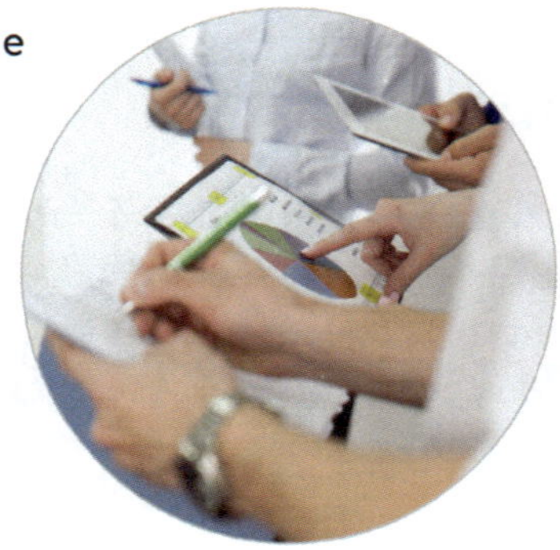

1. Qual a relação da gestão da qualidade e segurança com o uso de indicadores e notificações.
2. O que significa cultura de segurança do paciente.
3. Como fazer uma notificação em âmbitos nacional e internacional.
4. Quais os tipos de indicadores e como escolher qual utilizar.
5. Maior quantidade de indicadores reflete melhor controle de processos?

INTRODUÇÃO

As notificações de eventos adversos e os indicadores de qualidade são ferramentas que auxiliam os gestores nas tomadas de decisão por fazerem a mensuração do resultado dos processos. Quando se fala em gestão da qualidade em uma organização, um nome sempre citado é o de William Edwards Deming, estatístico e professor norte-americano, considerado o "filósofo do movimento de qualidade", com sua célebre frase:

"Não se gerencia o que não se mede. Não se mede o que não se define. Não se define o que não se conhece e não há sucesso no que não se gerencia"[1].

Para ter sucesso na gestão da qualidade em organizações de saúde, precisa-se primeiramente definir os planos de ação e depois fazer as medições e o monitoramento adequado de todos os processos e as análises dos resultados obtidos.

A gestão da qualidade em saúde assume também um papel preventivo, colaborando para uma melhora na produtividade, com ações para aumentar a satisfação de segurança do paciente, otimizando os atendimentos e serviços oferecidos e diminuindo o desperdício.

A metodologia para essas medidas é a gestão de resultados, modelo baseado em metas e objetivos definidos pela organização, com base no que ela quer entregar ao seu público. Esses objetivos devem ser montados pela gestão da qualidade e transmitidos para toda a equipe. A gestão de resultados pode ser dividida em quatro fases, conforme a Figura 1.

Cada uma dessas fases deve ser repetida periodicamente, sempre buscando a melhoria contínua do desempenho da organização. Na fase 2, quando é feito o monitoramento dos resultados, são usados os indicadores e a análise das notificações.

NOTIFICAÇÕES

As notificações de eventos adversos fazem parte da cultura de segurança do paciente, processo importante na gestão da qualidade de toda a organização. As notificações podem ser feitas em vários âmbitos: dentro da instituição de saúde, nacionalmente, dentro de sociedades médicas ou até internacionalmente.

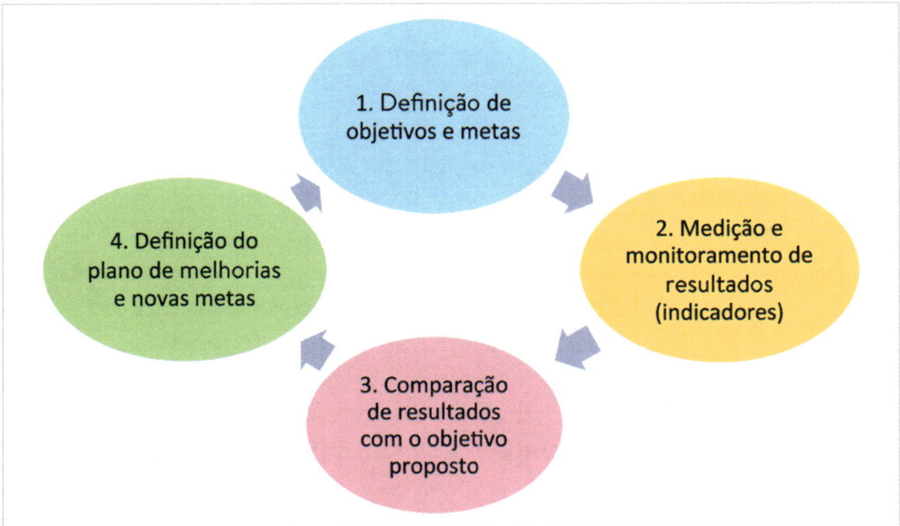
1. Definição de objetivos e metas
2. Medição e monitoramento de resultados (indicadores)
3. Comparação de resultados com o objetivo proposto
4. Definição do plano de melhorias e novas metas

FIGURA 1 Como montar uma gestão de resultados.

Para a Organização Mundial da Saúde (OMS), a expressão "evento adverso" (EA) é definida como "qualquer efeito inesperado ou indesejável que ocorra com um paciente que tenha recebido um produto farmacêutico e que não necessariamente tenha relação causal estabelecida com este tratamento"[2]. Em maio de 2002, a OMS criou a resolução WHA55.18, com o intuito de chamar a atenção de todos os países para a segurança do paciente. O *Patient Safety Programme*, com alcance global, visa fomentar o contexto de segurança do paciente por meio da criação de sistemas de notificações.

A cultura de segurança do paciente na área médica começou a ser traçada no final dos anos 1970 pela especialidade médica de Anestesiologia, por meio da American Society of Anesthesiologists (ASA). Foi a especialidade médica pioneira a dar atenção ao assunto, com a criação em 1983, no ASA, do Comitê de Segurança do Paciente e Gerenciamento de Riscos[3].

No Brasil, de acordo com a Agência Nacional de Vigilância Sanitária (Anvisa), um EA inclui "qualquer sinal desfavorável e não intencional, sintomas ou doença temporariamente associada com o uso do medicamento".

O sistema de registro de EA na Anvisa começou a ser estruturado em 2001, com a criação da rede de Hospitais Sentinelas, e em 2009 foi criado o Sistema Nacional de Notificações para a Vigilância Sanitária (NOTIVISA), informatizado na *web* (Figura 2)[2]. O objetivo do NOTIVISA é notificar e comunicar eventos,

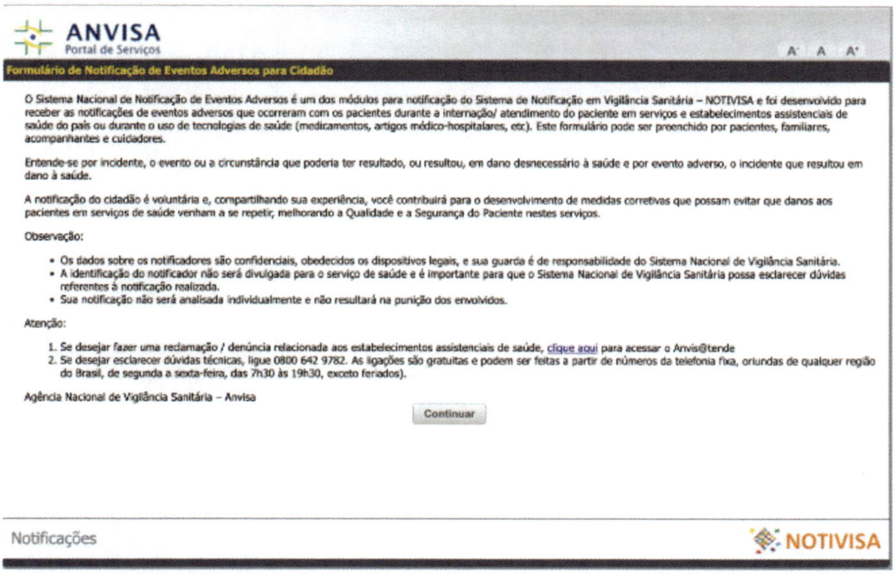

FIGURA 2 Página inicial do NOTIVISA, da Anvisa, onde pode ser feito o registro de eventos adversos.

problemas ou situações associadas a produtos e serviços. A notificação ajuda a Agência a tomar medidas de proteção e promoção à sua saúde, e a notificação pode ser feita tanto por profissionais da área da saúde quanto por pacientes.

Uma revisão sistemática baseada em estudos realizados nos Estados Unidos, Canadá, Reino Unido, Austrália e Nova Zelândia, publicada em 2008, mostrou uma incidência geral de eventos adversos em hospitais de 9,2%, e quase metade deles foi considerada evitável. Dos eventos adversos estudados, 80,8% aconteceram no ambiente hospitalar e, destes, 41% dentro da sala de cirurgia. Esses dados mostram como os profissionais que trabalham em centro cirúrgico devem estar sempre atentos aos cuidados com a segurança do paciente[4].

A notificação de eventos adversos é uma importante ferramenta dentro do processo de cultura de segurança do paciente, pois, por meio da análise dos eventos adversos ocorridos em uma organização, torna-se possível compreender as causas e consequências dos incidentes, com o acompanhamento de processos e procedimentos nos cuidados da saúde na tentativa de reduzir os riscos de forma consistente e sustentável. A análise das notificações de eventos adversos ajuda a identificar os processos de risco – como hipertermia maligna, alergia ao látex, intubação difícil, recursos de monitorização – que necessitam receber uma atenção maior de toda a equipe, prevendo antecipadamente a ação mais adequada e segura a cada tipo de risco.

O conhecimento e acompanhamento das atividades determinadas como de alto risco são etapas importantes para garantir a cultura de segurança do paciente, porém todo esse processo só será válido se o ambiente for não punitivo e os indivíduos forem estimulados a reportar a ocorrência de falhas e possíveis falhas sem medo de repressão. A organização deve garantir a confidencialidade e o anonimato, o que incentivará a equipe a reportar todos os eventos. O evento adverso deve ser visto como oportunidade valiosa de aprendizado para toda a instituição, aumentando a segurança para todos os envolvidos: profissionais e paciente.

INDICADORES

Indicador de qualidade foi definido em 1992 como um elemento de monitoramento do desempenho de uma organização[3]. O indicador é a medida quantitativa das informações associadas aos processos e evolução de um fenômeno a ser observado em função de objetivos periodicamente definidos. Os indicadores são parte de um processo de gestão hospitalar, dentro de um sistema de avaliação para reflexão da qualidade geral da assistência. Os indicadores podem medir o resultado intermediário ou final e ser divididos em internos ou externos, de acordo com o público-alvo[5]. Tipos de indicadores:

- Indicador de resultado final: descreve modificações de estado de saúde. A maioria é de resultados negativos (ex.: morbimortalidade, evento adverso). Outro indicador de resultado final é a satisfação do cliente.
- Indicador de resultado intermediário: descreve o resultado de parte do processo, como taxa de suspensão de cirurgias, número de anestesias por faixa etária, número de anestesias por especialidade.
- Indicador interno: dados da própria organização usado pela equipe para melhoria dos processos.
- Indicador externo: é definido seguindo as orientações de sociedades de especialidades e agências governamentais para uso interno da organização.

Deve-se ter em mente que o importante não é a quantidade dos indicadores, e sim a qualidade deles. Não adianta ter excesso de indicadores, pois eles podem causar confusões e distorcer a realidade. Eles devem fazer um retrato da situação atual da organização, e toda a equipe deve entender o que cada indicador deve mapear. A qualidade do indicador depende de características bem definidas: exatidão, confiabilidade e objetividade dos dados, simplicidade, especificidade e sensibilidade.

Muitas vezes a empresa que não tem o conhecimento de gestão e inicia o processo de implementação de indicadores que não vão revelar informações importantes para o atingimento das metas ou a correção dos desvios. Muitas vezes as informações são coletadas de forma desintegrada, sem o conhecimento da finalidade objetiva.

O indicador é uma ferramenta importante para auxiliar na tomada de decisão pela gestão. É um dado que pode ser utilizado na avaliação de desempenho e das ações de melhoria. No Quadro 1 seguem alguns exemplos de indicadores que podem ser usados na anestesia.

A importância das notificações de eventos adversos e indicadores de qualidade é que são eles que mostram os resultados dos processos da organização de saúde, auxiliando na tomada de decisão e atingimento ou não das metas definidas, fazendo uma correta monitorização da qualidade.

A equipe da qualidade deve se reunir regularmente para analisar todos os dados levantados, discutir pontos de melhoria e rever metas e processos, para que a organização de saúde consiga atingir um alto padrão de todos os processos, segurança e satisfação do paciente, prezando a qualidade total com excelência. O estabelecimento da cultura de segurança deve ser permanente e feita de maneira contínua.

QUADRO 1 Exemplos de indicadores que podem ser usados em anestesia

Indicadores globais	Número total de anestesias. Número de cirurgias agendadas e realizadas, por especialidade. Número de cirurgia de urgência. Tempo de permanência em sala de cirurgia. Idade, sexo e classificação de ASA dos pacientes anestesiados. Incidência e registro de todos os eventos adversos. Registro de internações não planejadas.
Pré-operatório	Realização de consulta pré-anestésica antes do dia da cirurgia. Preenchimento do termo de consentimento informado.
Intraoperatório	Registro de testes de equipamentos em anestesia. Padronização e registro de fármacos no carrinho de anestesia. Execução adequada de *checklist* de cirurgia segura. Avaliação e registro de temperatura e monitorização mínima exigida. Presença de cuidados para via aérea difícil. Profilaxia antibiótica adequada. Ficha de anestesia preenchida adequadamente. Profilaxia de náuseas e vômitos. Notificação de eventos adversos. Incidência de complicações relacionadas à anestesia.
Pós-operatório	Requisitos mínimos na unidade de recuperação pós-anestésica. Número de pacientes encaminhados à recuperação pós-anestésica e tempo de permanência na unidade. Número de pacientes encaminhados direto da sala cirúrgica para a UTI: planejados e não planejados. Incidência de náuseas e vômitos na recuperação pós-anestésica. Incidência de dor pós-operatória. Eventos adversos na recuperação pós-anestésica. Satisfação do paciente. Mortalidade. Morbidade.

CONSIDERAÇÕES FINAIS

- A gestão da qualidade depende de medidas bem definidas para o acompanhamento dos processos e tomadas de decisões.
- A cultura de segurança do paciente com notificação de eventos adversos ajuda a melhorar a segurança para todos os envolvidos.
- Os indicadores devem ser de qualidade para serem úteis e ajudarem nas tomadas de decisão.
- Os resultados das análises dos indicadores e das notificações devem ser transmitidos para toda a equipe, para a implementação do processo de melhoria contínua.

REFERÊNCIAS BIBLIOGRÁFICAS

1. Araujo RC. Como anda seu projeto? In: Superior Tribunal de Justiça. Editorial Tome Nota. 2018;55. [acesso em junho de 2024]. Disponível em: https://www.stj.jus.br/publicacaoinstitucional/index.php/btnota/article/view/12203/12310
2. Oliveira JR, Xavier RMF, Santos Junior AF. Eventos adversos notificados ao Sistema Nacional de Notificações para a Vigilância Sanitária (NOTIVISA): Brasil, estudo descritivo no período 2006 a 2011. Epidemiol Serv Saúde. 2013.
3. Tironi LF. Indicadores da qualidade e produtividade: um relato de experiências no setor público. Brasília, DF: IPEA; 1992.
4. Vries EN, Ramrattan MA, Smorenburg SM, Gouma DJ, Boermeester MA. The incidence and nature of in-hospital adverse events: a systematic review. Qual Saf Health Care. 2008;17(3):216-23.
5. Ruskin KJ, Stiegler MP, Rosenbaum SH, editores. Quality and safety in anesthesia and perioperative care. Oxford University Press; 2016.
6. Slullitel A. Gestão da qualidade em anestesiologia. Prática Hospitalar. 2008;58(7/8):93-6.
7. Ottoboni AL, Dias RX, Moura GH. A importância do sistema de notificação e da formação de um serviço de qualidade eficiente na cultura de segurança de um serviço de saúde. SBA. 2018;68:2.
8. Mourão J, Pereira L, Alves C, Andrade N, Cadilha S, Perdigão L. Indicadores de segurança e qualidade em anestesiologia. Rev Sociedade Portuguesa de Anestesiologia. 2018;27(2):23-7.
9. Alves C, Mourão J, Cordeiro L, Pereira L, Andrade N, Cadilha S. Sistema de Notificação de Incidentes em Anestesiologia (SNIA). Rev Sociedade Portuguesa de Anestesiologia. 2018;27(4).

6

Perspectivas multidisciplinares: gerenciamento de riscos

Regiane Xavier Dias
Aline Fernandes Amorim
Ana Carolina Coelho Duarte
Guilherme Henryque da Silva Moura

DESTAQUE DO TEMA

1. Práticas de segurança: histórico da evolução das práticas de segurança, anestesia e as práticas de segurança.
2. Fundamentos no gerenciamento de riscos: introdução ao gerenciamento de riscos em anestesia, definição e importância do gerenciamento de riscos, modelos de gerenciamento de riscos e anestesia.
3. A anestesia e o risco: identificação e avaliação de riscos, métodos de avaliação de risco em anestesia, medidas para minimização de riscos.
4. Impacto das novas tecnologias na segurança anestésica.
5. Monitoramento perioperatório e resposta a situações adversas: monitorização contínua e identificação precoce de complicações, manejo de emergências e resposta a eventos adversos, cultura de segurança e melhoria contínua.
6. Aspectos éticos e legais no gerenciamento de riscos: com as descrições das responsabilidades legais e éticas em relação à segurança do paciente.
7. Aspectos psicossociais: conceito de segunda vítima.
8. Análise e aprendizado com incidentes e eventos adversos: como investigar incidentes e utilizar a análise de falhas para melhorar as práticas de segurança; cultura de segurança.

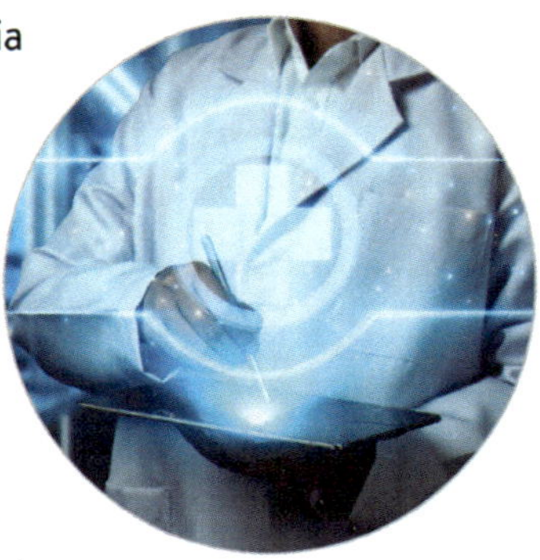

PRÁTICAS DE SEGURANÇA

Histórico de evolução das práticas de segurança

Historicamente, a segurança do paciente não era uma preocupação central nas políticas de saúde. Acreditava-se que erros médicos eram inevitáveis e consequência do desempenho individual dos profissionais. Contudo, na década de 1950, o modelo de erro humano começou a ser estudado em áreas como a aviação e, posteriormente, foi aplicado à saúde para entender falhas sistêmicas. Durante os anos 1970 e 1980, começaram a surgir estudos sobre eventos adversos em hospitais, demonstrando que muitos deles eram evitáveis.

O relatório *To Err is Human*, do Institute of Medicine, dos Estados Unidos, foi um marco histórico ao revelar que milhares de pacientes morriam anualmente devido a erros evitáveis nos hospitais. Em contrapartida, governos e instituições de saúde começaram a adotar diretrizes de segurança, como a criação de protocolos padronizados e sistemas de notificação de eventos adversos. Organizações como a Organização Mundial da Saúde (OMS) e a Joint Commission International (JCI) passaram a estabelecer recomendações globais para a segurança do paciente.

No início dos anos 2000, hospitais e clínicas começaram a adotar *checklists* e diretrizes baseados em evidências para reduzir erros em procedimentos médicos e cirúrgicos.

A OMS lançou, em 2008, o Safe Surgery Checklist, um protocolo essencial para melhorar a segurança cirúrgica. Posteriormente, foram criadas práticas como identificação correta do paciente, uso seguro de medicamentos e prevenção de infecções hospitalares, com resultados bastante expressivos.

No Brasil, diversos hospitais já estavam em concordância com os programas criados pela OMS e JCI, porém o grande marco foi a criação do Programa Nacional de Segurança do Paciente (PNSP), instituído pelo Ministério da Saúde do Brasil em 2013, por meio da Portaria n. 529/2013, com o objetivo de melhorar a qualidade do atendimento e reduzir riscos e danos aos pacientes nos serviços de saúde através de diretrizes e ações para fortalecer a segurança do paciente em todas as unidades de saúde do país.

O programa visa promover a segurança do paciente por meio da implementação de práticas seguras nos serviços de saúde; prevenir, minimizar e reduzir eventos adversos relacionados à assistência à saúde; estimular a cultura de segurança nos serviços de saúde, incentivando a notificação de incidentes e o aprendizado organizacional; capacitar profissionais de saúde e gestores na implementação de protocolos de segurança; engajar pacientes e familiares como participantes ativos na promoção da segurança.

Anestesia e as práticas de segurança

A anestesiologia tem feito avanços significativos na segurança do paciente nas últimas décadas, evoluindo de um foco exclusivamente na redução da mortalidade para a melhoria do cuidado perioperatório como um todo. Esse progresso é atribuído às melhorias nos padrões de monitoramento, aos avanços tecnológicos, ao desenvolvimento de agentes anestésicos mais seguros e ao compromisso com a compreensão dos fatores humanos na prática clínica.

A criação de organizações como a Anesthesia Patient Safety Foundation (APSF), em 1985, e o Anesthesia Quality Institute (AQI), em 2008, foi fundamental. Essas instituições fomentaram uma cultura de segurança ao promover pesquisas, educação e a implementação de melhores práticas na área.

Entre as práticas de segurança essenciais na anestesia podemos citar a identificação correta do paciente, monitorização contínua, *checklist* de segurança da anestesia, prevenção de erros de medicação, comunicação efetiva e trabalho em equipe, manejo de eventos adversos e simulação de emergências, cultura de segurança e notificação de incidentes.

FUNDAMENTOS NO GERENCIAMENTO DE RISCOS

Introdução ao gerenciamento de riscos em anestesia

A anestesia é um dos pilares fundamentais da medicina moderna, permitindo a realização de procedimentos cirúrgicos e intervencionistas de maneira segura e eficaz. No entanto, seu uso envolve uma série de riscos que podem comprometer a segurança do paciente. O gerenciamento de riscos em anestesia tem como objetivo identificar, avaliar e mitigar esses riscos, garantindo que os procedimentos sejam realizados com o máximo de segurança possível.

Definição e importância do gerenciamento de riscos

O gerenciamento de riscos pode ser definido como um conjunto de estratégias e práticas voltadas para a prevenção de eventos adversos e complicações. Ele envolve desde a identificação de potenciais ameaças até a implementação de medidas corretivas e preventivas para mitigar esses riscos, visando minimizar impactos negativos e maximizar oportunidades, garantindo a tomada de decisões informadas e estratégicas (Figura 1). A importância desse gerenciamento está na capacidade de reduzir a morbidade e mortalidade associadas a falhas nos processos e possíveis causas relacionadas aos fatores humanos, garantindo um atendimento mais seguro e eficaz para os pacientes.

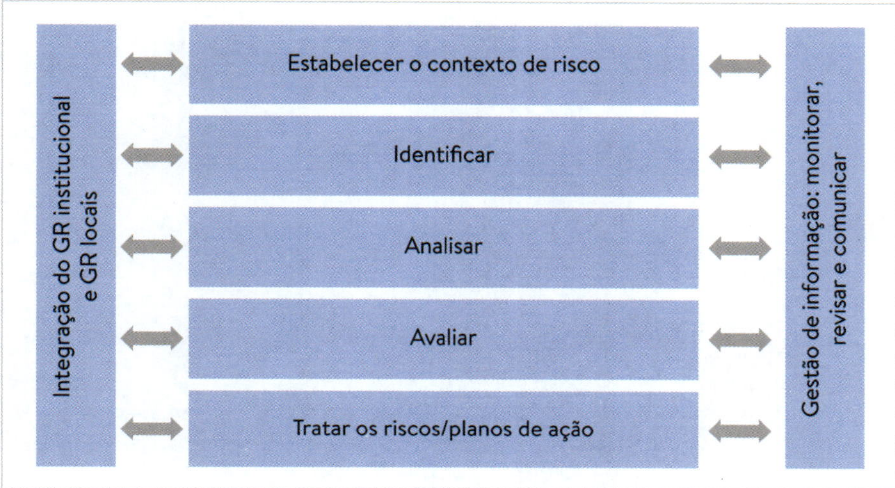

FIGURA 1 Estrutura da gestão de risco (ISO 31000).

Modelos de gerenciamento de riscos e anestesia

A Declaração de Helsinque sobre Segurança do Paciente em Anestesiologia destaca o papel fundamental da especialidade na promoção da segurança no cuidado perioperatório. Nesse contexto, a gestão de risco anestésico, abrangendo tanto a análise retrospectiva quanto a abordagem prospectiva, é essencial para compreender os processos anestésicos, seu impacto na percepção de segurança e, consequentemente, para a implementação de medidas eficazes de prevenção e mitigação de danos.

A cultura de segurança do paciente é um dos pilares da gestão de risco na anestesiologia. O conceito de "cultura justa" incentiva a comunicação aberta de erros e quase-erros sem punição injusta, promovendo um ambiente de aprendizado contínuo. Nesse modelo, os eventos adversos são analisados para identificar falhas no sistema, e não apenas para responsabilizar indivíduos (Figura 2).

De acordo com o relatório *Patient Safety 2030*, diversos motivos contribuem para a subnotificação de eventos adversos no contexto da segurança do paciente, como cultura punitiva e medo de repercussões, falta de conscientização e treinamento, processos burocráticos e sistemas de notificação ineficientes, falta de *feedback* e aprendizado organizacional, sobrecarga de trabalho, falta de incentivos e cultura de segurança deficitária.

Conforme a subnotificação diminui como indício do fortalecimento da cultura de segurança, há uma maior ciência dos eventos, e sua análise retrospectiva pode ser realizada com foco em melhorias. Nesse modelo, há uma análise para

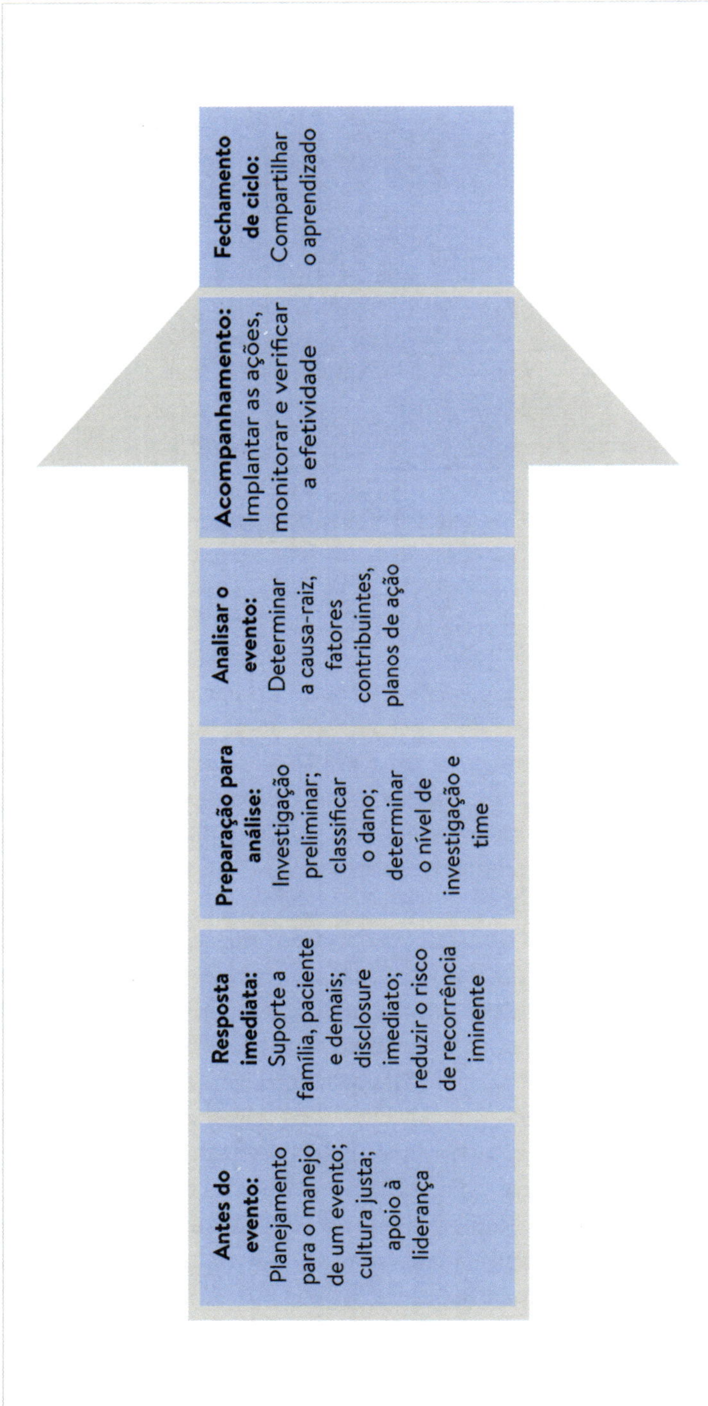

FIGURA 2 Canadian Incident Analysis Framework, 2012.

identificar quais "barreiras" que foram quebradas impediriam a ocorrência do incidente (teoria do queijo suíço, de James Reason) (Figura 3).

Reason parte do pressuposto de que é impossível eliminar falhas humanas e técnicas. Errar é humano, mas há mecanismos para evitar o erro e mitigar os eventos adversos.

Segundo Lucian Leape, o princípio orientador dessa abordagem é que os eventos adversos não são causados por más pessoas, mas por sistemas que foram mal desenhados e produzem resultados ruins. Esse conceito está transformando o foco anterior sobre o erro individual pelo foco nos defeitos do sistema.

Com essa análise, é possível chegar à causa-raiz que envolve um processo interativo sistemático no qual os fatores que contribuíram para um incidente são identificados por meio da reconstrução da sequência de eventos, sendo evidenciadas as causas raízes, fatores contribuintes ou perigos que devem ser tratados.

Para tanto, há ferramentas utilizadas para definir, mensurar, analisar e propor soluções para os problemas que interferem no desempenho dos processos. Nesse âmbito, é primordial que se identifiquem as causas do evento, entendendo como minimizá-las ou eliminá-las e como atuar preventivamente.

Para aprimorar a compreensão da análise e garantir a uniformização da taxonomia, a OMS introduziu conceitos fundamentais relacionados à segurança do paciente, incluindo:

- Dano: comprometimento da estrutura ou função do corpo e/ou qualquer efeito decorrente, abrangendo doenças, lesões, sofrimento, morte, incapacidade ou disfunção. O dano pode ser de natureza física, social ou psicológica.

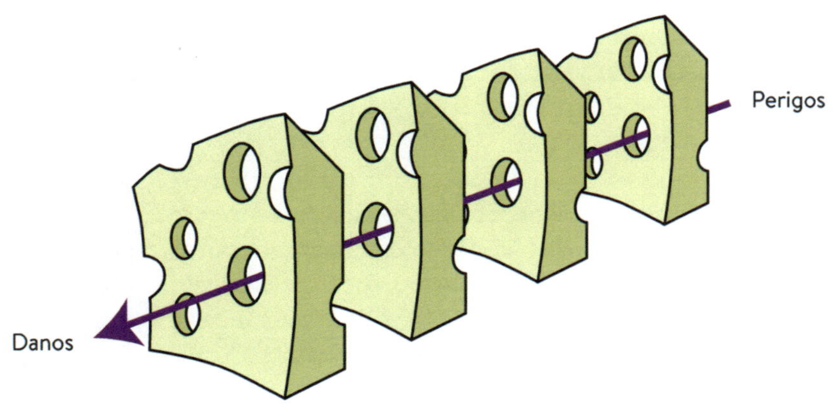

FIGURA 3 Teoria do queijo suíço.

- Risco: probabilidade de um incidente ocorrer (Agência Nacional de Vigilância Sanitária - ANVISA).
- Incidente: evento ou circunstância que poderia ter resultado, ou resultou, em dano desnecessário ao paciente.
- Circunstância notificável: incidente com potencial de causar dano ou lesão.
- Near miss: incidente que, por pouco, não atingiu o paciente.
- Incidente sem lesão/dano: incidente que atingiu o paciente, porém sem causar qualquer prejuízo.
- Evento adverso: incidente que resulta em dano ao paciente. Dependendo do grau de dano, pode ser classificado como leve, moderado, grave ou catastrófico.

Esses conceitos são essenciais para a padronização da comunicação e análise de eventos adversos, contribuindo para a melhoria contínua da segurança na assistência à saúde.

Com o desenvolvimento de uma cultura de segurança mais solidificada, torna-se possível evoluir para a gestão prospectiva dos riscos, por meio de ferramentas como o FMEA (*failure mode and effects analysis*).

A análise prospectiva é um método preventivo que antecipa falhas potenciais no processo anestésico e avalia seu impacto antes que ocorram. Ela envolve a identificação de modos de falha, suas causas, consequências e medidas preventivas. Aplicado na anestesia, esse modelo auxilia na estruturação de planos de contingência para reduzir riscos em processos críticos.

Com os avanços tecnológicos, novos modelos de gestão de risco na anestesia incluem o uso de inteligência artificial (IA) e *machine learning* para prever complicações e personalizar o cuidado anestésico. Sistemas de monitoramento preditivo analisam sinais vitais em tempo real e alertam os profissionais sobre tendências que indicam deterioração clínica, permitindo intervenções precoces.

A ANESTESIA E O RISCO

A taxa de mortalidade associada à anestesia tem apresentado uma notável redução ao longo das décadas, refletindo avanços significativos na prática anestésica, no desenvolvimento de tecnologias de monitoramento e na capacitação dos profissionais. No final do século XIX, a mortalidade relacionada ao uso de clorofórmio era de aproximadamente 1 óbito a cada 3.000 anestesias, enquanto com o éter essa taxa era de 1 em 20.000.

Estudos realizados em meados do século XX indicavam uma taxa de mortalidade de 3,7 por 10.000 anestesias, considerando mortes associadas tanto à anestesia quanto à cirurgia. Já no final dos anos 1980, pesquisas apontavam redução significativa, com taxas de mortalidade de 0,36 por 10.000 anestesias, evidenciando melhorias nas técnicas anestésicas e na segurança do paciente.

Estudos mais recentes indicam continuidade na diminuição das taxas de mortalidade perioperatória. Por exemplo, uma revisão sistemática observou que, em países com alto índice de desenvolvimento humano (IDH), a mortalidade perioperatória reduziu de 100,85 por 10.000 anestesias no período pré-1990 para 12,98 por 10.000 anestesias entre 1990 e 2019.

Em suma, a evolução da anestesiologia, aliada aos avanços tecnológicos, à capacitação profissional e ao fortalecimento de uma cultura de segurança, resultou em redução substancial das taxas de mortalidade associadas à anestesia ao longo das últimas décadas.

Identificação e avaliação de riscos

A identificação de riscos envolve a análise de fatores clínicos, ambientais e organizacionais que podem levar a complicações anestésicas. Entre os principais riscos, estão:

- Riscos relacionados ao paciente: as comorbidades como doenças cardiovasculares, pulmonares, renais ou metabólicas apresentam maior risco de complicações anestésicas. Há diversos riscos relacionados aos pacientes que devem ser avaliados e otimizados antes dos procedimentos cirúrgicos e intervencionistas, como via aérea difícil, *delirium*, broncoaspiração, reações adversas a medicamentos, hipertermia maligna, entre outros.
- Riscos relacionados à técnica anestésica: a escolha inadequada da técnica anestésica sem considerar a complexidade cirúrgica e as condições do paciente, erro na administração de medicamentos (dose, via ou medicamento) e toxicidade sistêmica de anestésico local são exemplos de riscos que podem culminar em eventos adversos graves.
- Riscos relacionados ao ambiente cirúrgico: entre os riscos ambientais, podemos citar os fatores humanos (fadiga, estresse e distrações), falta de equipamentos ou falha técnica e comunicação ineficiente entre as equipes que pode levar a falhas críticas. O uso de equipamentos desempenha um papel crucial na segurança do paciente, mas também apresenta riscos inerentes. Falhas mecânicas, erros de calibração, obsolescência tecnológica e deficiências na integração de sistemas podem comprometer o funcionamento adequado dos dispositivos empregados durante o procedimento anestésico.

Métodos de avaliação de risco em anestesia

Após a identificação dos riscos, diferentes métodos podem ser aplicados para avaliá-los e mitigar possíveis complicações. Dentro desse cenário, é de suma importância a avaliação pré-anestésica, com histórico clínico detalhado, realização do exame físico para avaliação de vias aéreas, função cardiovascular e respiratória para prever dificuldades na anestesia e a classificação quanto ao estado físico do paciente.

Além disso, podemos utilizar escalas e ferramentas de avaliação, como índice de Mallampati, que avalia a via aérea para prever dificuldades na intubação; *stop-bang score*, para avaliação do risco de apneia obstrutiva do sono, e escala de risco cardiovascular, que auxilia na identificação de pacientes com maior probabilidade de complicações cardíacas durante a anestesia. Os *checklists* de segurança cirúrgica e protocolos de segurança, como o *double-check* de medicamentos, também auxiliam na antecipação do risco de forma preventiva.

Medidas para minimização de riscos

Após a identificação e avaliação dos riscos, estratégias para mitigá-los devem ser implementadas, como a capacitação contínua da equipe, monitoramento rigoroso, uso de tecnologia avançada e cultura de segurança.

A identificação e avaliação dos riscos em anestesia são etapas fundamentais para garantir a segurança do paciente. Métodos estruturados, como a avaliação pré-anestésica, o uso de *checklists* e a análise de eventos adversos, contribuem para a minimização de riscos e aprimoramento contínuo das práticas anestésicas. A adoção de uma abordagem proativa baseada na cultura de segurança e no uso de tecnologia é essencial para reduzir complicações e melhorar os desfechos anestésicos.

A implementação de *checklists* padronizados para verificação dos equipamentos antes do início do procedimento anestésico é uma ferramenta eficaz para reduzir erros e garantir que todos os dispositivos estejam operando de maneira adequada. A checagem dos equipamentos pelo anestesista é fundamental para garantir a segurança do paciente, assim como o ajuste dos alarmes para parâmetros adequados ao paciente, com a finalidade de garantir um alerta mais fidedigno, sem banalizar seu uso.

Implementar protocolos de manutenção preventiva, realizar calibração regular e atualizar equipamentos conforme as diretrizes de segurança são medidas fundamentais para minimizar riscos e garantir a segurança do paciente durante o procedimento anestésico.

A prevenção de falhas de equipamentos é uma estratégia essencial para garantir a continuidade e a segurança dos procedimentos anestésicos. Equipamentos como ventiladores mecânicos, monitores de sinais vitais, bombas de infusão e sistemas de administração de gases precisam estar em perfeito funcionamento, para evitar intercorrências que possam comprometer a estabilidade do paciente.

A manutenção preventiva é um componente fundamental dessa estratégia, pois visa identificar e corrigir falhas antes que elas ocorram. Esse processo envolve inspeções regulares, calibração dos dispositivos, substituição de peças desgastadas e atualização de *software* dos equipamentos. Além disso, a realização de testes funcionais antes do uso clínico garante que os aparelhos estejam operando dentro dos parâmetros de segurança recomendados.

Outro aspecto essencial na prevenção de falhas é o treinamento contínuo da equipe, assegurando que anestesiologistas e demais profissionais de saúde estejam aptos a operar os dispositivos corretamente e a reconhecer sinais precoces de mau funcionamento.

Os treinamentos para as equipes têm como objetivo capacitar os profissionais no uso adequado das tecnologias médicas, além de assegurar a atualização contínua sobre procedimentos, planos e normas institucionais. Simulações de falhas técnicas e exercícios práticos podem auxiliar na capacitação da equipe para responder rapidamente a eventuais problemas.

Considerando os riscos associados aos fatores humanos, treinamentos relacionados às questões não técnicas (comunicação eficaz, consciência situacional), uma melhor gestão de carga de trabalho e fadiga, a tecnologia utilizada para apoio à decisão e medidas para melhorar a qualidade de vida dos profissionais e o trabalho em equipe são estratégias fundamentais para minimizar a influência do ambiente externo nos fatores humanos.

De modo geral, o treinamento contínuo nas instituições de saúde permite que profissionais e equipes pratiquem habilidades, respondam a cenários de emergência e aprimorem sua capacidade de lidar com situações complexas, tudo em um ambiente controlado e seguro. Uma metodologia para a realização desses treinamentos é o uso da simulação, que pode ocorrer em cenários realísticos e até mesmo simulados de mesa.

A importância de treinamentos na área de saúde inclui desde a preparação para emergências e/ou situação de alto risco, melhoria da comunicação e trabalho em equipe, desenvolvimento e habilidades técnicas e não técnicas até a criação de uma cultura de segurança.

IMPACTO DAS NOVAS TECNOLOGIAS NA SEGURANÇA ANESTÉSICA

O avanço tecnológico tem desempenhado um papel crucial na melhoria da segurança anestésica. Sistemas modernos de monitoramento, inteligência artificial aplicada à anestesia e dispositivos automatizados para administração de fármacos têm reduzido a incidência de erros e melhorado o controle sobre as variáveis fisiológicas dos pacientes.

A integração de registros eletrônicos permite um acompanhamento mais detalhado do estado clínico do paciente, possibilitando ajustes mais precisos na administração dos agentes anestésicos. Além disso, a utilização de alarmes inteligentes e sistemas de suporte à decisão clínica auxilia na identificação precoce de complicações, permitindo intervenções mais eficazes. A inovação tecnológica, quando bem aplicada, contribui significativamente para a redução de riscos e o aprimoramento da qualidade na anestesia.

MONITORAMENTO PERIOPERATÓRIO E RESPOSTA A SITUAÇÕES ADVERSAS

O monitoramento adequado consegue prevenir e reduzir os riscos por meio do reconhecimento precoce de um erro ou até mesmo por demonstrar a deterioração das condições clínicas do paciente de maneira precoce por qualquer outro motivo. A implementação de recomendações padronizadas de monitorização resultou na redução de complicações em diversos hospitais e instituições.

Monitorização contínua e identificação precoce de complicações

A monitorização consiste na vigilância contínua à qual os pacientes sob anestesia e sedação devem ser submetidos, sendo considerada a monitorização das diversas funções orgânicas por meio da integração entre os dados obtidos pelos aparelhos e a avaliação clínica dos indivíduos. A monitorização abrange diversos sistemas: hemodinâmicos, respiratórios/ventilatórios, consciência, analgesia, relaxamento muscular, atividade neural, temperatura, entre outras.

A monitorização básica (obrigatória) é entendida como a feita com condições mínimas de segurança para a prática da anestesia e sedação, segundo a Resolução do Conselho Federal de Medicina n. 2.174/2017. A monitorização avançada constitui-se na utilização de recursos invasivos e não invasivos como pressão arterial invasiva, pressão venosa central, pressão de artéria pulmonar, ecocardiografia transtorácica, entre outras.

A indicação do tipo de monitorização a ser utilizada (básica e/ou avançada) tem como base o estado físico do paciente (American Society of Anesthesiologists - ASA), o porte/complexidade do procedimento e os riscos anestésicos cirúrgicos, conforme critérios preestabelecidos. Deve ser utilizada de maneira escalonada, de acordo com a gravidade do paciente e porte/complexidade do procedimento.

Manejo de emergências e resposta a eventos adversos

Complicações inesperadas podem ocorrer, exigindo uma resposta rápida e eficaz da equipe anestésica. O manejo adequado de emergências anestésicas é fundamental para prevenir desfechos adversos e garantir a segurança do paciente. As emergências anestésicas podem ser classificadas em diversas categorias, incluindo:

- Complicações respiratórias: obstrução das vias aéreas, broncoespasmo e laringoespasmo.
- Complicações cardiovasculares: hipotensão grave, arritmias e parada cardíaca.
- Reações adversas a fármacos: anafilaxia e hipertermia maligna.
- Problemas relacionados ao equipamento: falha na ventilação mecânica e erro na administração de gases.

A resposta adequada a eventos adversos em anestesia envolve três etapas principais (Figura 4).

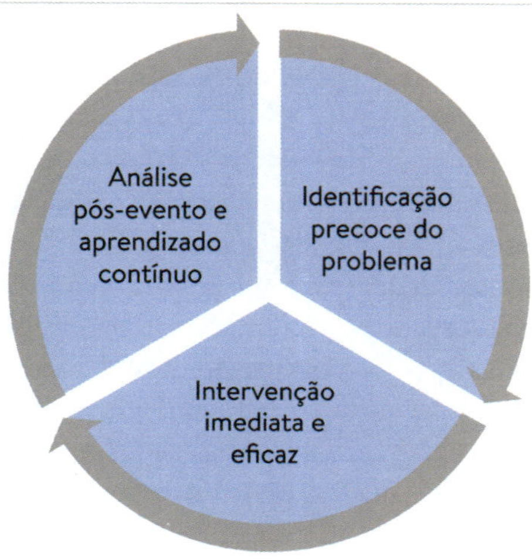
Identificação precoce do problema
Intervenção imediata e eficaz
Análise pós-evento e aprendizado contínuo

FIGURA 4 Etapas para a resposta adequada a eventos adversos.

CULTURA DE SEGURANÇA E MELHORIA CONTÍNUA

Quando pensamos em gerenciamento de riscos, devemos considerar também a integração entre aspectos éticos e legais para garantir a segurança do paciente, a qualidade do cuidado e a conformidade com as normas legais e éticas. Ambos os aspectos são complementares e essenciais.

Os aspectos legais focam na conformidade com leis e regulamentos, já os aspectos éticos enfatizam os valores fundamentais da prática médica, como o respeito pela autonomia do paciente, a justiça e a transparência.

Aspectos legais no gerenciamento de riscos

- Conformidade com legislação e normas regulatórias: os profissionais e instituições de saúde devem garantir que suas práticas de gerenciamento de riscos estejam de acordo com as leis, regulamentações e normas locais e internacionais aplicáveis. Isso inclui a conformidade com normas de segurança, regulamentos ambientais, Lei Geral de Proteção de Dados Pessoais (LGPD) e regulamentações do setor.
- Responsabilidade civil e penal: em caso de falhas no gerenciamento de riscos que resultem em danos aos pacientes, os profissionais e instituições podem ser responsabilizados civil ou penalmente. A responsabilidade civil pode resultar em indenizações, enquanto a penal pode levar a processos criminais.
- Dever de cuidado: os profissionais de saúde têm o dever legal de fornecer um padrão de cuidado adequado, baseado em evidências científicas e boas práticas. Isso inclui a identificação, avaliação e mitigação de riscos que possam afetar a segurança do paciente.
- Documentação e registros: a garantia da manutenção de registros precisos e completos no prontuário médico do paciente é uma obrigação legal. A documentação serve como prova de que os riscos foram avaliados e gerenciados adequadamente. A falta de documentação pode ser usada contra os profissionais ou instituições.
- Consentimento informado: é um requisito legal que garante que o paciente esteja ciente dos riscos, benefícios e alternativas de um procedimento antes de concordar com ele. O consentimento deve ser dado de forma voluntária, sem coerção. O paciente deve ser mentalmente competente para fornecer o consentimento. Em casos de pacientes incapazes, o consentimento deve ser obtido por um representante legal. Ainda, o consentimento informado deve ser documentado no prontuário do paciente. A falta de consentimento adequado pode resultar em ações legais.

- Proteção de dados e privacidade: o gerenciamento de riscos deve incluir a proteção dos dados do paciente, em conformidade com a LGPD no Brasil. Violações de privacidade podem resultar em penalidades legais e financeiras.

Aspectos éticos no gerenciamento de riscos

- Beneficência e não maleficência: o princípio da beneficência exige que os profissionais de saúde busquem o bem-estar do paciente, enquanto a não maleficência exige que evitem causar danos. O gerenciamento de riscos deve equilibrar esses dois princípios, minimizando os riscos sem comprometer a eficácia do tratamento.
- Cuidado centrado no paciente: respeitar a autonomia do paciente significa envolvê-lo no processo de tomada de decisão, fornecendo informações claras sobre os riscos e benefícios das opções de tratamento. O paciente tem o direito de aceitar ou recusar procedimentos com base nessas informações.
- Justiça e equidade: o gerenciamento de riscos deve ser aplicado de forma justa e equitativa, sem discriminação. Todos os pacientes devem ter acesso a cuidados seguros e de qualidade, independentemente de sua condição socioeconômica, etnia ou outros fatores.
- Transparência e comunicação: é uma obrigação ética que a comunicação ocorra de forma clara e honesta sobre os riscos envolvidos em um tratamento ou procedimento. Isso inclui o compartilhamento de erros ou eventos adversos que tenham atingido o paciente.
- Responsabilidade profissional: os profissionais de saúde devem assumir a responsabilidade por suas ações e decisões, reconhecendo e aprendendo com erros; por meio da participação em programas de melhoria contínua e educação em segurança do paciente.
- Confidencialidade: a proteção das informações do paciente é um princípio ético fundamental. Os riscos relacionados à privacidade e à segurança dos dados devem ser gerenciados com rigor.

Integração entre aspectos legais e éticos

- Prevenção de eventos adversos: tanto a legislação quanto a ética exigem que os profissionais e as instituições adotem medidas para prevenir eventos adversos.
- Cultura de segurança: a criação de uma cultura de segurança, em que os profissionais se sintam encorajados a relatar riscos e erros sem medo de punição, é essencial tanto para o cumprimento das normas legais quanto para a prática ética.

- Educação e treinamento: a capacitação contínua dos profissionais em gerenciamento de riscos e segurança do paciente é uma obrigação legal e ética.

ASPECTOS PSICOSSOCIAIS

Os profissionais de saúde frequentemente lidam com situações de alta pressão, como atendimento de emergências, decisões críticas e exposição ao sofrimento humano. Esses fatores podem levar a um estresse crônico, que afeta a saúde mental e física. O estresse e a fadiga podem prejudicar a capacidade de tomar decisões rápidas e precisas, aumentando o risco de erros médicos.

Diante da ocorrência de eventos adversos, os profissionais de saúde envolvidos no cuidado/atendimento ao paciente atingido (considerado a "primeira vítima") vivenciam um fenômeno denominado de "segundas vítimas". Alguns sintomas incluem manifestações de cunho psicológico (vergonha, culpa, ansiedade, tristeza e depressão) e cognitivo (insatisfação, desgaste e estresse traumático secundário), bem como reações físicas, que impactam negativamente no organismo. A maioria dos profissionais resgata os detalhes do incidente, busca apoio emocional de colegas e tenta entender e aprender com o evento como parte do processo de cura. Por outro lado, embora muitas instituições de saúde reconheçam a necessidade de ajudar esse profissional, grande parte pode não estar preparada para suprir as suas necessidades.

O movimento de mudança na cultura organizacional de segurança dentro das instituições de saúde tem possibilitado uma discussão aberta dos erros, permitindo que profissionais envolvidos e eventos adversos alcancem e acessem ajuda sem qualquer estigma. Dessa forma, o ambiente organizacional punitivo passa a ser substituído por um movimento em direção a uma cultura justa, na qual cada um se responsabiliza pelas atividades sob seu controle, e essas questões são discutidas de forma clara, não julgadora e não punitiva.

ANÁLISE E APRENDIZADO COM INCIDENTES E EVENTOS ADVERSOS

A análise e o aprendizado com os erros são componentes essenciais do gerenciamento de riscos na área da saúde. Esses processos permitem que instituições e profissionais identifiquem as causas-raízes de falhas, implementem medidas corretivas e previnam a recorrência de erros. Os principais objetivos dessa abordagem incluem:

- Prevenção de recorrência: a análise de eventos adversos ajuda a identificar as causas-raízes de falhas e causas subjacentes e a implementar medidas para evitar que o mesmo erro ocorra novamente.
- Melhoria da segurança do paciente: ao aprender com erros, as instituições podem melhorar protocolos, processos e práticas, aumentando a segurança e a qualidade do cuidado.
- Cultura de segurança: a análise de incidentes promove uma cultura de transparência e aprendizado, onde erros são vistos como oportunidades de melhoria, não como falhas puníveis.
- Conformidade com normas e regulamentos: muitas instituições de saúde são obrigadas a relatar e analisar eventos adversos para cumprir normas regulatórias e de acreditação.

REFERÊNCIAS BIBLIOGRÁFICAS

1. Associação Brasileira de Normas Técnicas. ISO 31000 - Gestão de riscos – Diretrizes. Risk management: guidelines. ABNT NBR ISO 31000:2018. Rio de Janeiro: ABNT; 2018.
2. Braghiroli KS. Mortalidade perioperatória e por fator anestésico em pacientes geriátricos: revisão sistemática com metanálise e análise de metarregressão. 72 f. Tese (Doutorado em Anestesiologia) – Universidade Estadual Paulista "Júlio de Mesquita Filho", Faculdade de Medicina de Botucatu, 2020.
3. Brasil. Agência Nacional de Vigilância Sanitária. Caderno 7 - Gestão de Riscos e Investigação de Eventos Adversos Relacionados à Assistência à Saúde. Brasília: Anvisa; 2020.
4. Brasil. Ministério da Saúde. Resolução RDC n. 36, de 25 de julho de 2013. [acesso em fevereiro de 2025]. Disponível em: https://bvsms.saude.gov.br/bvs/saudelegis/anvisa/2013/rdc0036_25_07_2013.html
5. Hopkin P. Fundamentals of risk management: understanding, evaluating and implementing effective risk management, 1. ed. London: Kogan Page; 2010.
6. 6. Kohn LT, Corrigan JM, Donaldson MS. To err is human. 1. ed. Washington: The National Academies Press; 2000.
7. Pritchard CL. Risk management: concepts and guidance, 6. ed. New York: Taylor & Francis Group; 2017.
8. Azi LMTA, Fonseca NM, Linard LG. SBA 2020: Atualização das recomendações para segurança em anestesia regional. Rev Bras Anestesiol. 2020;70(4):398-418.
9. World Health Organization. Global Patient Safety Action Plan 2021–2030: towards eliminating avoidable harm in health care. 1st ed. Genebra: WHO; 2021.
10. World Health Organization (WHO). Patient safety: making health care safer. Genebra: WHO; 2017.

7

Organização e gestão dos serviços de anestesia

Fábio Goulart Maron
Amadeu Martinez Silvoso
Anderson Cardoso Gazineu
Milena Maria Sampaio Torres

DESTAQUE DO TEMA

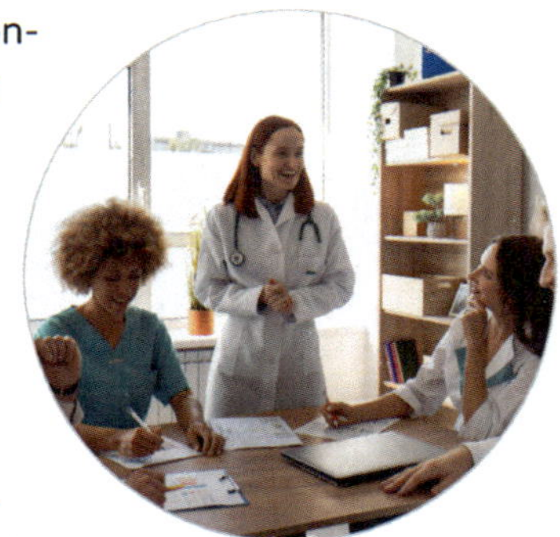

1. A seleção de anestesiologistas deve considerar não apenas a formação técnica e a experiência, mas também competências comportamentais essenciais, como capacidade de adaptação, comunicação e trabalho em equipe.
2. O mercado de anestesiologia oferece diferentes formas de atuação, com vantagens e desafios em cada modelo. Para uma carreira de sucesso, são essenciais o planejamento estratégico, o aprimoramento contínuo e a construção de uma boa rede de contatos.
3. Diante das complexas implicações legais e éticas, é imprescindível que o anestesiologista adote boas práticas assistenciais para mitigar riscos e garantir a segurança jurídica de sua atuação.

INTRODUÇÃO

Os procedimentos cirúrgicos e os exames diagnósticos exigem um alto nível de cuidado e coordenação entre profissionais e estrutura hospitalar. Nesse contexto, o anestesiologista desempenha um papel essencial, garantindo analgesia, estabilidade hemodinâmica e segurança do paciente durante e após os procedimentos. Além do centro cirúrgico, sua atuação se estende à terapia intensiva, ao controle da dor e à sedação para exames. A evolução da anestesia, impulsionada por avanços tecnológicos e gerações de especialistas, tornou a especialidade mais segura e eficiente. Uma gestão eficaz do serviço de anestesia é fundamental para otimizar recursos, reduzir complicações e aprimorar a qualidade assistencial.

ESTRUTURA ORGANIZACIONAL DE SERVIÇOS DE ANESTESIA

A administração de um serviço de anestesia é uma tarefa complexa que requer integração de conhecimentos técnico-científicos, de qualidade assistencial, de segurança do paciente, do arcabouço ético-legal envolvido, e de aspectos gerenciais e financeiros. A eficácia de um serviço de anestesia começa com uma estrutura organizacional bem definida e uma governança competente.

A liderança nesse contexto deve ser exercida por anestesiologistas com experiência clínica e habilidades gerenciais, garantindo uma atuação estratégica focada na segurança do paciente. Para isso, é essencial promover uma cultura colaborativa, envolvendo os anestesistas na padronização de rotinas e na adesão a protocolos de segurança. A comunicação eficaz entre líderes e equipe assistencial é fundamental para o alinhamento estratégico e a excelência operacional.

Os serviços de anestesia podem ser organizados sob diferentes modelos de gestão. Tradicionalmente são estruturados como grupos médicos com sistemas internos de rateio da produção. Contudo, a crescente complexidade do mercado de saúde impõe maior profissionalização, demandando que essas organizações adotem uma estrutura empresarial mais sofisticada, composta por diversas áreas, processos otimizados e objetivos estratégicos bem definidos.

No modelo centralizado, a gestão do serviço de anestesia é conduzida por uma estrutura única, garantindo uniformização de protocolos, otimização de recursos e maior controle sobre qualidade e segurança assistencial. A liderança centralizada facilita decisões estratégicas, gestão eficiente de escalas, controle financeiro e comunicação interna. Uma estrutura hierárquica bem definida, com diretores em áreas específicas, melhora a distribuição de responsabilidades, minimiza conflitos e assegura padrões de qualidade. Entre as principais funções da gestão estão a supervisão de protocolos, capacitação da equipe, gestão financeira e interlocução com a administração hospitalar. Para enfrentar desafios como divergências de interesses e sobrecarga profissional, é essencial uma governança corporativa bem estruturada, que promova transparência e comunicação eficaz.

A organização hierárquica de um serviço de anestesia deve garantir eficiência e excelência assistencial por meio de uma distribuição clara de funções. A diretoria assume um papel estratégico na gestão de escalas, supervisão de protocolos, capacitação da equipe, análise de desempenho, mediação de conflitos, gestão financeira e relacionamento com a administração hospitalar.

Além disso, uma gama de serviços de apoio, frequentemente terceirizados, é essencial para a estruturação e eficiência do modelo de gestão, incluindo assessoria contábil, suporte jurídico, tecnologia da informação, controladoria, gestão de pessoas e comunicação estratégica.

Com o aumento da complexidade hospitalar e a crescente demanda do mercado por excelência assistencial e eficiência operacional, os serviços de anestesia precisam expandir seu papel além da atuação clínica e assumir uma posição estratégica. Para isso, é fundamental fortalecer sua gestão empresarial, assegurando total alinhamento com os desafios e as exigências do ambiente hospitalar atual.

INSERÇÃO DOS ANESTESIOLOGISTAS NO MERCADO

A inserção dos anestesiologistas no mercado de trabalho é influenciada por diversos fatores, como objetivos pessoais, disposição para o trabalho, complexidade dos procedimentos que desejam realizar e dinâmicas locais, como a diferença entre capitais e cidades do interior.

Os anestesiologistas podem atuar de forma independente ou integrados em grupos organizados. As duas principais categorias são:

- Participação em grupos de anestesia: membros atuam em hospitais específicos ou conforme a escala. O grupo possui estatuto que define regras de hierarquia, escalas, distribuição de lucros e critérios de admissão e progressão.
- Atuação como *freelancer*: *freelancers* podem ser exclusivos de um hospital ou trabalhar em diferentes locais conforme a demanda. Embora tenham mais flexibilidade de horários, enfrentam desafios como instabilidade financeira e menor integração em equipes.

Diferenças entre grupos e *freelancers*

Grupos de anestesia

Vantagens:

- Maior estabilidade e previsibilidade financeira.
- Escalas organizadas e direito a férias.
- Poder de negociação coletivo com hospitais e gestores.
- Progressão na hierarquia com o tempo, permitindo reduzir a carga de trabalho.
- Trabalho em equipe e suporte organizacional.

Desvantagens:

- Necessidade de pagamento de cotas, que podem ser altas.
- Trabalho excessivo nos primeiros anos.
- Ganho desproporcional ao esforço em estágios iniciais.
- Submissão à hierarquia, com menor liberdade para administrar horários.
- Eventuais conflitos interpessoais.

Freelancers

Vantagens:

- Não precisam pagar cotas para ingressar em grupos.
- Maior liberdade para controlar a carga de trabalho.
- Ganho proporcional ao volume de trabalho realizado.

Desvantagens:

- Instabilidade financeira e menor previsibilidade de rendimentos.
- Ausência de benefícios como férias ou afastamento remunerado por doença.
- Menor poder de barganha com hospitais.
- Dependência de cirurgiões, o que pode levar a horários imprevisíveis.
- Falta de suporte organizacional e menor espírito de equipe.

O papel das cooperativas

As cooperativas de anestesiologia atuam como associações de profissionais com o objetivo de:

- Unificar a categoria.
- Negociar contratos com convênios e governos.
- Promover a valorização profissional e melhores condições de trabalho.

Apesar de seu potencial, as cooperativas enfrentam desafios como a regulação do Conselho Administrativo de Defesa Econômica (CADE), que limita suas ações para evitar monopólios. Além disso, críticas relacionadas à gestão interna têm enfraquecido sua relevância em algumas regiões.

Escolhas profissionais e planejamento de carreira

Ao ingressar no mercado, o anestesiologista deve considerar:

- Disposição para trabalho intenso: carreiras promissoras geralmente demandam esforço significativo nos primeiros anos.
- Objetivos de longo prazo: identificar onde deseja atuar e quais tipos de procedimentos deseja realizar.
- Cenário local: avaliar as oportunidades em diferentes regiões e grupos.
- Flexibilidade: considerar mudanças de cidade ou estado para aproveitar melhores oportunidades.

O mercado de anestesiologia oferece diferentes formas de atuação, com vantagens e desafios em cada modelo. Para uma carreira de sucesso, são essenciais o planejamento estratégico, o aprimoramento contínuo e a construção de uma boa rede de contatos.

GESTÃO DE PESSOAS

A anestesiologia é uma especialidade que exige alta qualificação técnica, decisões ágeis e trabalho em equipe para garantir a segurança do paciente. Nesse contexto, a gestão de pessoas desempenha um papel crucial, influenciando diretamente o desempenho da equipe e a qualidade do atendimento. O recrutamento, a liderança eficaz, o desenvolvimento profissional contínuo e o bem-estar no trabalho são pilares fundamentais desse processo.

A seleção de anestesiologistas deve considerar não apenas a formação técnica e a experiência, mas também competências comportamentais essenciais, como capacidade de adaptação, comunicação e trabalho em equipe. A integração eficiente dos novos anestesistas requer um acolhimento estruturado, com treinamentos institucionais e um orientador experiente. Diante da escassez de anestesiologistas em muitas regiões, estratégias de atração e retenção, como remuneração competitiva e oportunidades de crescimento, são fundamentais.

A liderança eficaz na anestesiologia garante segurança ao paciente e qualidade dos serviços. Líderes eficazes criam um ambiente de segurança psicológica, incentivando a comunicação aberta e a tomada de decisões oportunas para proteger pacientes e equipe. A gestão participativa fortalece o engajamento dos profissionais na melhoria contínua e no alinhamento com protocolos de segurança.

A educação continuada é essencial para atualização constante e impacto positivo na segurança assistencial. Estudos demonstram que programas regulares de capacitação reduzem erros médicos e melhoram desfechos clínicos. Incentivar congressos, simulações e mentorias fortalece habilidades técnicas e comportamentais, resultando em um atendimento mais seguro e eficiente.

A avaliação de desempenho é uma ferramenta essencial para garantir competência técnica, comprometimento ético e comunicação eficaz. Esse processo vai além da execução de procedimentos anestésicos, abrangendo tomada de decisão clínica, adesão a protocolos e segurança do paciente. Definir metas claras e alinhadas com a excelência técnica é essencial para engajar os profissionais na melhoria contínua.

A prática anestésica impõe desafios como longas jornadas de trabalho, privação de sono e alta pressão no ambiente cirúrgico. Estudos indicam que a anestesiologia está entre as especialidades mais impactadas pelo *burnout*. A gestão eficiente da carga horária e do bem-estar dos anestesiologistas é essencial para mitigar a exaustão, com escalas justas e pausas adequadas. Programas educativos sobre gerenciamento de estresse, liderança que incentive a comunicação eficaz e suporte emocional são estratégias fundamentais para um ambiente de trabalho saudável.

A gestão de pessoas na anestesiologia vai além da administração de equipes; é um pilar estratégico que influencia diretamente a segurança e a qualidade do atendimento. Investir na capacitação, no bem-estar e em uma liderança engajada fortalece a cultura organizacional e assegura um ambiente de trabalho sustentável e de alto desempenho.

PLANEJAMENTO E CONTROLE DE RECURSOS NO SERVIÇO DE ANESTESIOLOGIA

Disponibilidade de equipamentos e controle de custos

O planejamento estratégico de todo serviço de anestesiologia deve ter como um de seus objetivos o desenvolvimento de controles gerenciais. Esses controles devem começar com a criação de relatórios que incluam a análise de custos e o faturamento por centros de custo. Os relatórios devem estabelecer metas, com foco em uma gestão mais eficiente dos recursos disponíveis e, principalmente, na redução de desperdícios. Assim, a base de todo o planejamento, incluindo a disponibilidade de equipamentos essenciais, está no aprimoramento da gestão dos principais custos do serviço, visando a maior produtividade e melhor alocação dos recursos. A implementação de um sistema financeiro integrado é essencial para garantir um gerenciamento de custos mais eficiente, ágil e com menor risco de erros.

Dimensionamento da equipe de anestesiologia e gestão de escalas

Importância do dimensionamento adequado

- Uma equipe bem dimensionada assegura eficiência operacional, segurança do paciente e qualidade de vida dos profissionais.

- O coordenador do serviço deve elaborar as escalas com antecedência, garantindo equilíbrio entre custo e qualidade assistencial.
- O dimensionamento deve considerar a volumetria do serviço, permitindo ajustes conforme picos ou reduções de demanda.

Melhores práticas na gestão de escalas

- Uso de *softwares* de gerenciamento automatizam a distribuição de turnos, otimizando recursos e evitando sobrecarga.
- Escalas flexíveis e adaptáveis permitem ajustes rápidos de acordo com a demanda cirúrgica.
- Critérios equilibrados de distribuição garantem a justa alocação de plantões noturnos, fins de semana e feriados.
- Banco de anestesiologistas ampliado mantém um grupo de profissionais de reserva para cobrir faltas e imprevistos sem comprometer a produtividade.

Principais desafios

- Equilíbrio entre demanda e oferta de profissionais.
- Distribuição justa da carga de trabalho.
- Cobertura eficiente de emergências.
- Promoção do bem-estar e satisfação da equipe.

O gerenciamento eficaz do serviço de anestesiologia requer planejamento estratégico, gestão eficiente de recursos e controle rigoroso dos processos, assegurando qualidade assistencial, segurança e sustentabilidade financeira.

CULTURA DE SEGURANÇA NO CONTEXTO DA ANESTESIOLOGIA

Os médicos que atuam na área de segurança do paciente têm, cotidianamente, o compromisso de priorizar essa dimensão essencial do cuidado em saúde. Independentemente do dia ou do momento, a dedicação a protocolos e iniciativas que promovam segurança torna-se um eixo central na prática profissional. Este capítulo explora os desafios e as estratégias para gerar valor na anestesiologia, com base em experiências práticas e dados relevantes.

Contextualização e cenário atual

No cenário global, o custo relacionado à assistência à saúde é uma questão crescente. Por exemplo, em 2019, os Estados Unidos reportaram custos totais de saúde de aproximadamente 3,8 trilhões de dólares, o que equivale a uma média *per capita* de 12 mil dólares. Esse cenário revela a urgência de otimizar recursos e evitar complicações, pois tais fatores contribuem substancialmente para o aumento dos custos.

A cultura de segurança em saúde passou a receber maior atenção após 1999, com a publicação de relatórios e estudos que destacaram a relevância da prevenção de erros. A implementação de *checklists* e outras ferramentas representou um marco na promoção de segurança, especialmente no perioperatório. Na anestesiologia, a transição para uma atuação mais abrangente, que vai além da sala cirúrgica, destaca o anestesiologista como médico do perioperatório. Essa abordagem integrada abrange desde o preparo pré-operatório até o cuidado pós-operatório, com impacto direto nos desfechos clínicos.

Qualidade e otimização de custos

Manter a qualidade e a segurança nos serviços de saúde em um cenário de redução de custos é um desafio. Contudo, é possível equilibrar essas dimensões. A qualidade pode ser entendida como a diminuição da variabilidade e a pertinência do que é feito. Isso significa não fazer mais ou menos do que o necessário, mas exatamente o que é adequado para o paciente. Dessa forma, alinham-se qualidade e custo-efetividade.

Por exemplo, evidências apontam que hospitais com baixo volume de procedimentos complexos, como cirurgia cardíaca infantil, têm mais complicações. Portanto, centralizar e especializar-se em linhas de cuidado reduz a variabilidade e otimiza os custos. Inicialmente, implementar protocolos e iniciativas de qualidade pode gerar um custo, mas com o tempo, esses investimentos se equilibram e resultam em maior eficiência e segurança.

Gerenciamento de risco em anestesia e prevenção de eventos adversos

A anestesia é uma área de alta complexidade, que exige um gerenciamento de risco eficiente para prevenir eventos adversos e garantir a segurança do paciente. A identificação precoce de fatores de risco, a padronização de protocolos e o uso de tecnologias de monitoramento são estratégias fundamentais para minimizar falhas.

A formação contínua da equipe, uma comunicação eficiente entre os profissionais e a avaliação constante de incidentes são fundamentais para implementar melhorias e minimizar erros. Além disso, é crucial reforçar a cultura de segurança, estimulando a notificação de eventos e a aprendizagem com os incidentes. Para isso, é importante adotar uma abordagem que não seja punitiva, encarando os erros como oportunidades de aprimoramento, criando um ambiente no qual os profissionais se sintam à vontade para relatar falhas sem receio de punições.

Um ambiente que valoriza a transparência e a melhoria contínua reduz riscos, promove a confiança da equipe e resulta em uma assistência mais segura e eficiente para os pacientes e a instituição.

Engajamento da equipe e acreditação

Para promover uma cultura de segurança eficaz, é imprescindível engajar a equipe. Protocolos de segurança, como *checklists* e linhas de cuidado, devem ser cocriados com a participação ativa dos profissionais envolvidos na assistência. No entanto, é importante evitar uma abordagem "*top-down*", na qual as diretrizes são impostas sem consulta aos profissionais da linha de frente. Por exemplo, a introdução de medidas como controle glicêmico e uso de mantas térmicas deve ser acompanhada de explicações sobre os benefícios e a base científica dessas práticas, além da coleta de dados para avaliar o impacto.

A acreditação surge como jornada estruturada para organizações que assumem o compromisso com segurança, qualidade e melhoria contínua. Empresas de anestesia buscam a acreditação por diversos motivos, como o aumento do engajamento da equipe, a transformação cultural e o compromisso com a diminuição da variabilidade do cuidado. Além disso, a acreditação funciona como direcionamento comum para todos os membros da organização, promovendo práticas seguras e eficientes. Em muitos casos, hospitais tiveram sua qualidade assistencial transformada pela iniciativa de empresas de anestesia que adotaram a acreditação como parte de sua estratégia.

Linhas de cuidado e medicina baseada em valor

A implementação de linhas de cuidado perioperatórias é outra estratégia essencial. Em parceria com especialistas de diversas áreas, foi possível desenvolver protocolos voltados para procedimentos como artroplastia de joelho e gastroplastia laparoscópica. Essas linhas de cuidado incluem:

- Correção de anemia pré-operatória.
- Avaliação e otimização da função pulmonar e cardíaca.
- Controle glicêmico rigoroso.
- Fisioterapia pré-operatória.

Essas medidas, quando aplicadas em conjunto, não apenas reduzem o tempo de internação, como também melhoram os desfechos clínicos e a satisfação dos pacientes e familiares.

Tecnologia na anestesiologia

A evolução tecnológica também tem impactado positivamente a anestesiologia. Soluções como telemedicina, prontuários eletrônicos integrados e algoritmos de gestão de risco têm ampliado as possibilidades de prevenção e monitoramento. Um exemplo é o monitoramento remoto durante procedimentos anestésicos, permitindo que intervenções sejam feitas de forma prática e segura.

No entanto, a integração de sistemas ainda representa um desafio significativo. Muitos dados gerados pelos anestesiologistas, como sinais vitais e eventos durante a anestesia, permanecem subutilizados em decorrência da falta de integração entre plataformas tecnológicas.

Apesar dos avanços, desafios como resistência da equipe e dificuldades na análise de dados persistem. Superá-los exige comunicação eficaz, revisões constantes e envolvimento ativo dos anestesiologistas na gestão. Assim, a cultura de segurança na anestesiologia torna-se essencial para a qualidade assistencial, promovendo melhores desfechos por meio da integração de equipes, boas práticas e decisões baseadas em dados.

ASPECTOS LEGAIS E ÉTICOS

A responsabilidade civil do anestesiologista decorre de erros ou omissões que causem dano ao paciente. Sua atuação é considerada uma obrigação de meio, exigindo que empregue todos os recursos e conhecimentos disponíveis para garantir o melhor desfecho possível, sem assegurar um resultado específico. Embora haja debate sobre a obrigação de resultado em algumas especialidades, incluindo a anestesiologia, isso não está pacificado legalmente. Além de mitigar riscos e utilizar os recursos disponíveis, o anestesiologista deve agir conforme as normas vigentes.

Nos termos do art. 186 do Código Civil, está previsto que "aquele que, por ação ou omissão voluntária, negligência ou imprudência, violar direito e causar dano a outrem, ainda que exclusivamente moral, comete ato ilícito". Assim, o anestesiologista pode ser responsabilizado caso seja demonstrado que houve imprudência, negligência ou imperícia na sua conduta. No entanto, no âmbito da responsabilidade subjetiva, atinente ao médico, deve-se constatar a existência de um ato ou omissão juridicamente relevante, o dano, e o respectivo nexo de causalidade. A partir dessa tríade torna-se possível a efetiva responsabilização do médico.

Alguns juristas defendem que a relação entre o anestesiologista e o paciente pode ser enquadrada como de consumo, embora isso não seja amplamente aplicado à relação médico-paciente. A responsabilidade contratual exige um acordo prévio entre as partes, com escolha livre do paciente, responsabilidades definidas e pagamento pelo serviço.

A responsabilidade penal do anestesiologista provém da ocorrência de dano ao paciente em virtude de condutas dolosas (intencionais) ou culposas (por negligência, imprudência ou imperícia). Entre os crimes mais frequentemente relacionados à atuação anestesiológica, estão:

- Homicídio culposo (art. 121, § 3º do Código Penal): quando a conduta profissional negligente ou imperita leva ao óbito do paciente.
- Lesão corporal culposa (art. 129, § 6º do Código Penal): quando o anestesiologista, em razão de falha profissional, causa danos à integridade física ou à saúde do paciente.
- Omissão de socorro (art. 135 do Código Penal): quando o profissional se abstém de prestar assistência a paciente em risco.

O art. 18 do Código Penal (Decreto-Lei n. 2.848/1940) refere-se a "quando o agente quis o resultado ou assumiu o risco de produzi-lo". No dolo eventual o agente não deseja diretamente o resultado ilícito, mas assume o risco de que ele aconteça. Ser imprudente ou negligente na conduta, assumindo deliberadamente o risco de um evento adverso, pode ser tipificado em tal situação.

A Resolução CFM n. 2.174/2017 estabelece normas para a prática anestesiológica, com diretrizes para a segurança do paciente. Junto à Recomendação CF 1/2016, reforça a exigência do Termo de Consentimento Livre e Esclarecido, documento essencial que deve conter informações sobre as técnicas anestésicas, seus riscos, vantagens e desvantagens. O termo deve ser claro, acessível e incluir assinaturas do paciente ou responsável, além da identificação do anestesiologista.

Diante das complexas implicações legais e éticas, é imprescindível que o anestesiologista adote boas práticas assistenciais para mitigar riscos e garantir a segurança jurídica de sua atuação.

A comunicação de más notícias pelo anestesiologista é um tema relevante na prática médica que deve ser abordado com sensibilidade, ética e técnica adequada.

A literatura especializada destaca que a forma como as informações são transmitidas impacta a experiência do paciente e seus familiares, além de ter implicações éticas e jurídicas. Más notícias, como complicações anestésicas graves, danos neurológicos ou óbito, devem ser comunicadas com sensibilidade. Uma abordagem inadequada pode gerar consequências jurídicas, e o anestesiologista pode ser responsabilizado se agir com insensibilidade ou falta de diligência ao informar eventos adversos.

Estudos especializados recomendam protocolos estruturados para a comunicação de más notícias, fundamentados em alguns princípios:

- Escolher um local reservado e tranquilo.
- Garantir que não haja interrupções.
- Estar acompanhado, se necessário, por outro profissional de saúde.
- Perguntar o que o paciente/familiar já sabe sobre a situação.
- Ajustar a comunicação ao nível de entendimento da pessoa.
- Perguntar se o paciente/familiar deseja saber os detalhes completos naquele momento.
- Respeitar a vontade de quem não quer informações detalhadas de imediato.
- Usar uma linguagem clara, objetiva e sem termos técnicos excessivos.
- Evitar eufemismos que possam gerar confusão.
- Demonstrar acolhimento e compreensão.
- Respeitar o tempo da reação emocional do paciente ou familiar.
- Explicar o que será feito a seguir (exames, encaminhamentos, suporte psicológico etc.).
- Oferecer suporte contínuo e esclarecer dúvidas.

O anestesiologista tem responsabilidades jurídicas, ético-legais e médicas, devendo atuar com segurança, boa prática clínica e cumprimento das normas regulatórias. Sua responsabilidade é de meio, exigindo o uso de todos os recursos técnicos para evitar danos, sem garantir um resultado específico. Sua atuação requer prudência, conhecimento e respeito aos princípios éticos, assegurando um exercício profissional seguro. Além disso, a vocação médica envolve senso de responsabilidade, cuidado empático e compromisso com a boa prática da medicina.

CONSIDERAÇÕES FINAIS

O futuro da anestesiologia depende da profissionalização e inovação, com investimentos em certificações de qualidade, cuidado centrado no paciente e em novos modelos de negócio. A integração entre conhecimento técnico e habilidades gerenciais fortalece o papel do anestesiologista na liderança e na promoção de um cuidado mais seguro e eficiente. Assim, a gestão e a modernização tornam-se essenciais para a sustentabilidade e a relevância da especialidade.

REFERÊNCIAS BIBLIOGRÁFICAS

1. JANPC Serviços em Saúde. Relevância da gestão eficiente no serviço de anestesia para a segurança do paciente e otimização dos recursos: gestão eficiente de anestesiologistas: impacto na saúde; 2024.
2. Adami AM. Boas práticas de dispensação de medicamentos psicotrópicos e controlados no Brasil. Campo Grande; 2023.
3. Conselho Federal de Medicina (CFM). Bem-estar ocupacional em anestesiologia. Brasília: CFM; 2014.
4. Nyssen AS, Hansez I. Stress and burnout in anaesthesia. Curr Opin Anaesthesiol. 2008;21(3):406-11.
5. Meese KA, Sherrer DM. Cultura de segurança: a relação multidisciplinar do profissional de anestesia. APSF Newsletter. 2021.
6. Abrantes RCG. Análise da situação de trabalho no centro cirúrgico: o anestesiologista em abordagem qualitativa [dissertação]. São Paulo: EAESP/FGV; 1998.
7. Simonelli O. Responsabilidade civil. In: Direito Médico. 2023. p. 11-45.
8. Viswanath O, Simpao AF, Garcia G. The expected role of the anesthesiologist in delivering bad news. Anesth Analg. 2018;126(5):1774-6.
9. SBAHQ. Evolução histórica da anestesia e suas implicações na organização dos serviços: dificuldades e expectativas do anestesiologista na prática clínica diária. Boletim Minuto. 2020.

8

Gerenciamento do centro cirúrgico

Airton Bagatini

DESTAQUE DO TEMA

1. O desenvolvimento do estudo da medicina perioperatória provou que os anestesiologistas precisam participar e liderar a cadeia de comando cirúrgico.
2. O planejamento estratégico é a principal função da administração.
3. Somente a partir da análise integrada e sistêmica das variáveis que interagem com os níveis organizacionais é que se podem adotar e combinar estratégias de posicionamento da organização.
4. Conflito é o estado provocado pela coexistência de dois estímulos que desencadeiam reações que se excluem mutuamente.
5. A liderança moderna é definida como o processo de influenciar e orientar um indivíduo com o objetivo de alcançar uma meta coletiva específica.

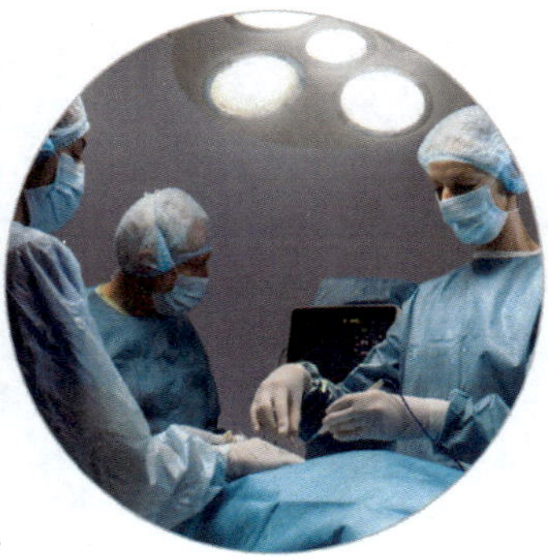

INTRODUÇÃO

Em um cenário de inovações diárias, a instituição que age com estratégia tem a possibilidade de melhor enfrentamento da competitividade do mercado em que atua. Dessa maneira, o planejamento estratégico do centro cirúrgico (CC) fornece a base de sustentação para que os gestores pensem antes de agir, proporcionando uma visão formal das metas e das circunstâncias a serem enfrentadas.

A gestão hospitalar sempre precisou de conhecimentos econômicos, jurídicos e administrativos críticos. As habilidades de agendamento e gerenciamento de tempo são cada vez mais importantes, à medida que a complexidade dessas questões aumenta. Durante o período perioperatório, é importante melhorar a segurança do paciente, bem como sua satisfação e a de seus familiares. A melhoria da agilidade no agendamento e a padronização dos processos permitem maior eficiência e redução de custos.

Também é benéfico usar ferramentas padronizadas para rastrear o gerenciamento de fármacos, documentar procedimentos cirúrgicos e garantir que não ocorram atrasos desnecessários. Além disso, é importante garantir que as salas de cirurgia sejam usadas de forma transparente para que todas as partes interessadas possam ficar satisfeitas. Os custos decorrentes de cirurgias canceladas são exorbitantes, dependendo da instituição, e os cancelamentos exigem esforços médicos e administrativos para serem gerenciados adequadamente. Ao gerenciar esses casos, outros atributos, como liderança, ética de trabalho colaborativo, compreensão sobre como a legislação é seguida e garantia da privacidade dos pacientes, também são necessários[1].

Um gestor de CC deve demonstrar boa resolução de problemas, habilidades organizacionais e interpessoais, ter excelente conhecimento financeiro, ser capaz de entender efetivamente os vários processos perioperatórios, bem como os sistemas de agendamento e tecnologia da informação. Eles também devem ser capazes de entender as necessidades e preocupações de diferentes provedores e reuni-los em um objetivo comum. Além disso, devem estar comprometidos com o resultado global do hospital, não apenas com sua unidade de negócio.

Confusão, ineficiência e conflito interpessoal assolam esse setor hospitalar. Consequentemente, os pacientes recebem cuidados abaixo da média devido à incompetência e ineficácia abrangentes. Além disso, os analistas relatam que unidades hospitalares muitas vezes adotam procedimentos desintegrados que se arrastam por muito tempo. Logo, esses fatores prejudicam a eficácia geral dos esforços de gerenciamento de cada unidade.

O desenvolvimento do estudo da medicina perioperatória provou que os anestesiologistas precisam participar e liderar a cadeia de comando cirúrgica. Por estarem constantemente presentes em vários locais, como CC, centro de terapia intensiva, sala de recuperação pós-anestésica, salas de exames e diagnósticos, eles têm o melhor entendimento de todo o processo cirúrgico. Como profissionais médicos com conhecimento e experiência cirúrgica, eles podem tomar decisões com base no julgamento médico e no conhecimento de todos os processos hospitalares – por exemplo, reduzir custos desnecessários, eliminar intervenções desnecessárias que custam mais do que seus benefícios potenciais[2].

Isso incluiu exames pré-operatórios desnecessários, reduções nos custos de oxigênio e ar comprimido e até mesmo anestésicos desnecessários. Todas as instituições compartilham os mesmos objetivos quando se trata de anestesia. Os objetivos incluem maximizar o número de cirurgias com eficiência e minimizar o tempo ocioso nas salas cirúrgicas.

GERENCIAMENTO DA UTILIZAÇÃO DE SALAS CIRÚRGICAS

Para administrar efetivamente um hospital, é necessário entender suas complexas rotinas. Os hospitais precisam ter métodos de gerenciamento precisos e seguros que funcionem bem em todas as suas unidades de negócio. Isso pode ser feito combinando processos operacionais, gerenciais e estratégicos em uma unidade coesa.

Garantir a segurança de uma instalação médica requer planejamento e implementação cuidadosos. Um bom sistema de gestão pode garantir a segurança de qualquer ambiente de sala de cirurgia. Antes de um paciente internado receber autorização para cirurgia, ele deve passar por uma pré-avaliação clínica onde seu estado de saúde e os procedimentos cirúrgicos propostos são revelados. Após receberem a autorização, os pacientes podem agendar seus procedimentos[3].

Para facilitar o agendamento, muitos profissionais adotam um sistema de gestão. Esse sistema permite solicitar reservas prévias de quaisquer recursos necessários, como bancos de sangue, leitos de UTI ou implementos cirúrgicos. Caso algum desses recursos não esteja disponível no momento do agendamento, uma notificação é enviada ao médico solicitante do agendamento[3].

Quando os pacientes chegam para as cirurgias, cálculos automáticos devem determinar as quantidades corretas de materiais e fármacos necessários. Isso evita atrasos nas cirurgias e gastos excessivos. Rotineiramente, é criado um registro das cirurgias e dos materiais utilizados, além disso, todas as atividades são documentadas na sala cirúrgica. Quando é feito um pedido de suprimentos não utilizados, o sistema da sala rastreia quanto material foi devolvido à farmácia, centro de materiais ou unidade de órteses e próteses[3].

O controle de custos de um hospital mede a coleta, classificação e organização das informações referentes aos serviços e produtos adquiridos pelo hospital[4]. Esse processo produz relatórios de dados padronizados e estatísticos. Os hospitais precisam de um sistema de custos para mantê-los baixos. Um sistema de gestão supera a complexidade de sua implementação ao incorporar simultaneamente vários serviços e profissionais e um grande volume de dados. As despesas do CC podem ser analisadas sob diferentes perspectivas, como os custos associados ao pessoal, materiais utilizados, procedimentos efetuados e até a taxa de ocupação das salas.

Estratégias cuidadosas de gerenciamento de custos podem ajudar a reduzir despesas e diminuir o tempo de internação dos pacientes. Isso resulta em uso mais eficiente dos colaboradores, bem como decisões mais estratégicas dos gestores sobre como minimizar despesas[4]. Para alcançar os objetivos estratégicos da instituição hospitalar e, por conseguinte, do CC, o gestor deverá ter conhecimentos específicos sobre gestão, entre eles entender de planejamento estratégico, saber gerenciar a eficiência, os sistemas de informação, os custos e principalmente os conflitos.

PLANEJAMENTO ESTRATÉGICO

Quando se associam as duas palavras, planejamento e estratégia, surge o planejamento estratégico, formado pela visão globalística ou sistêmica; visão participativa; visão empreendedora ou inovadora; visão humanística[5].

A visão globalística ou sistêmica dá demasiada importância aos acontecimentos do mundo; sendo assim, os aspectos do contexto mundial são levados em consideração no momento de realizar o planejamento estratégico, pois podem afetar positiva ou negativamente a formulação. A visão participativa tem como princípio o envolvimento de todos da organização para discutir o planejamento estratégico, a dificuldade em se ter agilidade e qualidade durante o processo. Quanto à visão empreendedora ou inovadora, essa é uma maneira mais ousada de decidir os rumos da instituição, pensando em longo prazo a realidade da organização. A visão humanística deve priorizar o escopo do hospital, como pensar nos processos de gestão em conjunto com os pacientes, investidores e colaboradores[5].

Atribui-se à estrutura organizacional uma divisão em três níveis: o mais alto é o foco da administração estratégica, mas destaca-se que a integração entre os níveis é importante. No nível mais alto, também chamado estratégico, as análises, tomadas de decisões e ações estratégicas no longo prazo são adotadas; já no nível mais baixo, ou operacional, as análises, tomadas de decisões e ações operacionais são executadas. Destaca-se ainda que entre esses dois níveis encontra-se o tático, responsável por fazer a ponte entre a cúpula estratégica e o grupo operacional. Quanto mais alto o nível, maiores o horizonte de tempo e o impacto; o contrário também é verdadeiro[6].

Desta feita, para esclarecer os níveis de tomada de decisão, é enfatizado que o planejamento estratégico é o primeiro nível na tomada de decisão se traduzindo no processo que sustenta a diretriz a ser seguida pela instituição, nos três níveis[7]. O segundo nível de tomada de decisão tem por função decompor os objetivos e as estratégias estabelecidos no planejamento estratégico nas unidades de negócio do hospital, com objetivos de médio prazo. O planejamento operacional sustenta a formalização dos dois anteriores em documentos e táticas adotadas para estabelecer a realização do plano global estratégico com relação aos objetivos de curto prazo[5].

Vale dizer que o "planejamento estratégico é a principal função da administração". Ele ensina que, uma vez formalizado, as chances de sucesso organizacional são maiores, pois as sinergias entre as áreas funcionais da organização garantem maiores eficiência e eficácia nas tomadas de decisão, além de garantir o bom uso dos recursos.

Importante mencionar que o planejamento estratégico visa dar sentido às ações organizacionais, proporcionando-nos parâmetros dentro dos quais o trabalho será realizado, contudo não deve ser algo extremamente rígido, pois o ambiente externo, na realidade, é muito volátil e requer mudanças e adaptações a todo momento[8]. Vale ressaltar que só a partir da análise integrada e sistêmica das variáveis que interagem com os níveis organizacionais se pode adotar e combinar estratégias de posicionamento da organização.

As vantagens de planejar estrategicamente estão em transformar a organização em proativa, possibilitando a criação de uma estrutura de comunicação interna, buscando desenvolver a descentralização de processos de planejamento; aumentar a motivação do time e determinar as responsabilidades individuais; procurar maximizar o uso de recursos escassos, bem como apontar problemas futuros; aumentar a interação com o ambiente, dando a possibilidade de ações mais rápidas; tornar clara a razão de ser da organização; orientar o planejamento tático e operacional; por fim, aumentar a cooperação, integração e entusiasmo na resolução de problemas e aproveitamento de oportunidades[5].

O planejamento estratégico procura definir a que tipos de necessidades se busca atender e principalmente como atender, visando saber como e quais serão as necessidades futuras para poder atendê-las de forma a garantir a continuidade do negócio[9]. Os problemas que podem ser enfrentados durante a implantação da estratégia são[5]:

- Resistência interna: o planejamento estratégico pode ser visto como ameaça ao emprego, cargo ou até poder, visto que essa pode ser uma das consequências da construção do planejamento estratégico, mas não seu papel principal.
- Capacitação gerencial: quando um consultor externo não repassa as técnicas de construção do planejamento estratégico, impedindo que a organização implante o processo.
- Desafio: por ser um processo desconhecido, algumas dificuldades podem surgir.
- Limitações do processo: na maneira de conduzir o processo de formalização do planejamento estratégico.

- Dispendioso: se dá pelo tempo que se emprega na elaboração do planejamento. Contudo, a organização que provisiona recursos e tempo para o desempenho do processo de formulação se beneficia, uma vez que o cenário econômico muda rapidamente, e essas organizações conseguem atender às demandas do ambiente.

Esse processo deve compreender a organização como um todo, em que todos os envolvidos estejam engajados e dispostos a atuarem em uma sinergia para a realização dos objetivos propostos. Os passos para a construção desses processos são[8]:

- Diagnóstico estratégico com a avaliação do ambiente externo para reconhecer as ameaças e oportunidades atuais e futuras.
- Avaliação do ambiente interno com vistas a reconhecer os pontos fortes e fracos dos recursos existentes na empresa.
- Planejamento em que, por meio da missão e visão organizacional, dos valores e objetivos institucionais, determina-se a direção da empresa.
- Formulação da estratégia organizacional com foco nas forças competitivas, planejando assim o futuro e o presente da empresa.
- Implementação da estratégia organizacional – nesse ponto, colocam-se em prática as estratégias determinadas anteriormente.
- Controle estratégico, que visa monitorar e avaliar os resultados do processo, a fim de melhorá-lo.

Esses momentos são essenciais para o engajamento dos participantes, para que se coloquem em prática todas as deliberações até o momento decididas e a definição dos rumos da empresa, permitindo uma análise abrangente da conjuntura.

GERENCIAMENTO DA EFICIÊNCIA

Com o aumento dramático da competitividade diária, os CC em geral se preparam cada vez mais para atender com eficiência às necessidades imediatas do mercado, preocupando-se em avaliar a real necessidade de se manterem competitivos. Grande ênfase é colocada em ver as entregas do CC como um projeto, onde, além de gerenciar suas atividades ou resultados de seu produto ou serviço final, o gestor deve ficar atento a cada etapa que seu serviço (procedimentos cirúrgicos) percorre, agregando maior visibilidade e valor no processo de entrega.

Projeto é um conjunto de atividades temporárias, realizadas dentro de um grupo, destinadas a produzir um produto, serviço ou resultado único, envolvendo um conjunto coordenado e controlado de atividades, com prazos para início e término, atendendo aos requisitos exigidos. Inicialmente, é preciso entender que um projeto é um processo, ou seja, deve ter etapas a serem seguidas até que possa ser considerado completo. São elas: iniciação, planejamento, execução, monitoramento, controle e encerramento[10].

Um projeto é considerado *ad hoc* porque tem um início e término definidos e, portanto, um escopo e recursos definidos, e é o único que não é um processo rotineiro, apenas um fluxo de atividades destinadas a atingir um objetivo específico. Dependendo da complexidade, é possível dividi-lo em partes mais gerenciáveis ou subprojetos que podem ser contratados de outra empresa ou da própria organização executora. Se um projeto é um empreendimento com começo e fim definidos, significa que tem um ciclo de vida e, quando executado por pessoas, deve ao final atingir seus objetivos de acordo com prazos, custo e qualidade previamente determinados.

Em geral, os projetos dentro do CC podem ser de todos os tipos e tamanhos, e a ideia de que um projeto precisa ser gigantesco e mudar a instituição de dentro para fora é incompleta e no mínimo errada. Um projeto pode corresponder ao planejamento e à implementação de qualquer tipo de mudança no hospital, independentemente de sua intensidade, duração ou a qual setor pertença[11]. Partindo do princípio de que os projetos estão basicamente relacionados a todas as unidades de negócio e ações do hospital, é extremamente necessária uma gestão rigorosa e eficaz dos projetos para que se consiga reduzir o tempo, custo e diminuir o percentual de riscos de falhas.

Muitas empresas perdem capital investido, tempo de execução e sacrificam capital humano em projetos que não entregam o lucro necessário ou não são devidamente executados em algumas etapas. Para uma pequena empresa ou empresa passando por uma crise financeira, tais erros podem significar a falência. Portanto, o papel do gerenciamento de projetos dentro de uma empresa é garantir que todas as fases de um projeto sejam concluídas da maneira mais adequada, desde a identificação dos requisitos até a análise de sua eficácia[12].

Uma gestão de projetos eficaz é totalmente capaz de mapear e analisar todos os recursos que serão utilizados em um projeto, verificando possíveis formas de melhor aproveitá-los e analisando a provável rentabilidade de cada recurso na busca pela redução de custos e maximização de resultados. Por meio do planejamento adequado de projetos, pessoas e recursos, pode-se estabelecer uma verdadeira gestão estratégica de custos, melhorando a eficiência do processo cirúrgico.

GERENCIAMENTO DE SISTEMAS DE INFORMAÇÃO

O gerenciamento de informações é um aspecto importante de qualquer negócio. Sem ela, os líderes empresariais não podem tomar decisões eficazes, coletar informações ou se adaptar às mudanças nas circunstâncias. Além disso, as falhas de gerenciamento de informações podem levar ao caos de informações, estado de constante desordem nos dados coletados pela empresa.

O gerenciamento de informações em geral requer a superação de vários problemas. Normalmente, incluem dificuldade de planejamento por falta de estratégia, necessidade de converter documentos em formato digital, de automatizar processos, de controlar o crescimento do volume de informações, de acesso seguro aos dados, de conectar sistemas mais antigos e de eliminar dados de baixa qualidade. As empresas de informação podem aumentar a eficiência, aumentar a produtividade e responder às mudanças mais rapidamente graças à superação de desafios.

Isso também as torna mais ágeis para proteger informações confidenciais, cumprir regras e regulamentos de governos e setores e revelar o valor de seus dados. Sem um plano de gerenciamento de informações em toda a empresa, os indivíduos comumente decidem o que consideram melhor por padrão, o que leva a dados desorganizados e dificulta a colaboração. Deve ser implementado um plano de gerenciamento de informações em toda a instituição que especifique como os dados são gerenciados desde a criação até a remoção.

O aspecto mais importante da transição para o digital é ter o plano de gerenciamento de dados adequado, a visão de todo o hospital e a ferramenta de gerenciamento de informações. Também é crucial escolher uma ferramenta eficaz de gerenciamento de mudanças que possa ajudar as organizações a digitalizarem seus dados e obterem altos níveis de retorno sobre o investimento. Grandes quantidades de documentos em papel armazenados podem obstruir significativamente o processo operacional de uma empresa. Além disso, a alta taxa de fluxo de informações exige a digitalização de documentos antecipadamente. Estar no mercado há muito tempo com montanhas de armazenamento pode dificultar a digitalização de documentos.

O gerenciamento de informações garante que elas sejam entregues ao público apropriado, no local e no tempo adequados. Isso ajuda o público a responder rapidamente e tomar decisões de negócios informadas. A automação é a melhor maneira de garantir que os processos sejam executados sem problemas. Procedimentos operacionais contínuos e eficientes tornam isso possível. Automatizar processos leva a negócios mais rápidos e eficientes. Também ajuda a responder às demandas dos clientes e aumentar a produtividade mais rapidamente. As empresas podem automatizar facilmente seus sistemas identificando e removendo quaisquer etapas desnecessárias no processo. Isso requer forte pesquisa, por ser preciso entender como funciona o processo atual, bem como identificar e corrigir quaisquer problemas com o processo.

Muitos programas legados ainda não foram mesclados com outros sistemas. Isso impossibilita a integração desses programas com outros sistemas. Por causa disso, os colaboradores precisam coletar manualmente as informações desses programas e inseri-las em outros sistemas, processo considerado monótono e demorado por muitos. A automação pode reduzir erros e aumentar a precisão.

As corporações precisam manter a alta qualidade dos dados para evitar decisões ruins com base em informações ruins. Isso significa evitar quaisquer dados que produzam ou coletem. Em vez disso, elas devem realizar verificações regulares nas informações que coletam e usam. Essas verificações ajudam a garantir que os dados estejam sendo tratados corretamente e não sejam maltratados em uma má decisão.

GERENCIAMENTO DE CUSTOS

Independentemente do tamanho de um CC, é preciso gerenciar adequadamente suas despesas para se manter viável e crescer. Isso é ainda mais importante no atual ambiente corporativo competitivo e instável. Os autores deste trabalho explicam que a gestão de custos de uma empresa é a análise estratégica e o controle de todos os gastos pela empresa. Isso significa que tudo, desde salários a investimentos – e tudo mais – deve ser controlado pela administração[13].

Gerenciar custos envolve garantir que todos os números correspondam, determinar se algo pode ser redirecionado ou cortado e decidir se os custos são precisos. As empresas podem se desenvolver e crescer de forma mais eficaz no mercado em que atuam seguindo a gestão de custos[14]. O gerenciamento de custos fornece segurança financeira e melhora a análise de investimentos. Pequenas empresas que começam como familiares ou novas muitas vezes não conseguem gerenciar adequadamente suas despesas. Em vez disso, elas se concentram em colocar dinheiro na caixa registradora sem uma ideia clara de para onde ele irá. Isso leva a confusão sobre despesas e mistura de despesas pessoais com as do negócio.

Com isso, ocorrem muitos erros na hora de fechar o cadastro e outras complicações ao finalizar as transações financeiras. As empresas que adotam contratos de curto prazo para gerenciar seus custos geralmente têm uma vida útil inferior a cinco anos. Essa é uma das principais razões pelas quais eles falham, pois ninguém sabe como quitar as dívidas contraídas com essa gestão de custos[15]. Também há muita desinformação sobre o assunto, o que dificulta o planejamento e a execução adequada das iniciativas de gestão de custos. Olhar para cada despesa mensal é o primeiro passo para reduzir gastos. Isso inclui custos como materiais cirúrgicos de alto custo e café dos colaboradores. Depois de todos analisados, a gestão pode criar um plano para reduzir as despesas gerais e melhorar a saúde do negócio.

É necessário um conhecimento preciso dos gastos de uma empresa para que ela cobre um preço justo por seus produtos ou serviços. Sem esse conhecimento, correm o risco de cobrar muito barato por seus serviços ou produtos, mesmo sem perceber.

A maioria das instituições comete o erro de presumir que já organizou sua gestão de despesas e fluxo de caixa. De fato, a gestão de custos deve ser sempre mantida para dar conta de possíveis variações nas despesas e na possibilidade de reprogramação financeira. Erros comuns adicionais incluem assumir que o gerenciamento de custos requer apenas a criação de planilhas para controle. Em vez disso, o gerenciamento de custos requer uma análise aprofundada que considere como os recursos, projetos e funcionários são gerenciados.

GERENCIAMENTO DE CONFLITOS

A competitividade é uma das principais características do meio coorporativo. Tal realidade se deve ao fato de que existem milhares de hospitais realizando o mesmo tipo de serviço e vendendo os mesmos produtos. Ou seja, é preciso que essas organizações disputem entre si pela preferência do cliente, não apenas naquela transação, mas de forma duradoura, fidelizando-o.

O mundo se encontra imerso na chamada "quarta fase da Revolução Industrial", em que a tecnologia se encontra inserida de forma fixa em todos os setores, elevando o consumo e a disseminação de informações, produtos e serviços ao nível máximo. Também alimenta e dificulta ainda mais a competição das empresas com as concorrentes pela atenção, captação e fidelização de clientes[16].

Toda essa pressão dentro dos ambientes de trabalho modernos não favorece a convivência dos colaboradores, não apenas entre eles, mas também entre estes e seus superiores. Logo, são gerados os conflitos. A definição da palavra "conflito" pode ser resumida em uma falta de entendimento grave ou oposição violenta entre duas partes ou conforme a teoria behaviorista, estado provocado pela coexistência de dois estímulos que desencadeiam reações que se excluem mutuamente[17].

Sendo assim, várias reflexões acerca do tema podem ser idealizadas. O conflito dentro dos ambientes organizacionais se dá por um fator primordial: estes são espaços sociais, ou seja, onde existem interações sociais diárias e constantes. Onde houver socialização, haverá conflitos.

Apesar de ser comum e natural da espécie humana o embate de ideias que geram os conflitos, é preciso compreender os malefícios trazidos por eles em ambientes de trabalho. Por isso, é necessário que aqueles que atuem dentro das organizações como líderes e gestores tenham pleno conhecimento das ações que devem tomar para gerenciar esses conflitos de forma pacífica e eficaz – a fim de desenvolver uma equipe comunicativa, que apresente resultados satisfatórios e esteja alinhada aos projetos e ações da organização.

Como já citado, os conflitos dentro das organizações têm um grande potencial de destruição, principalmente quando analisamos a saúde mental e física dos integrantes desse ambiente. Uma das principais causas de um ambiente de trabalho conflituoso e tóxico é o estresse ocupacional. Deve-se entender que não é apenas a produção desse funcionário que fica comprometida quando ele está passando por um quadro de estresse ocupacional, principalmente a qualidade do seu trabalho é extremamente reduzida, e o sujeito fica mais suscetível a entrar em conflitos e não aceitar bem devolutivas negativas por parte de seus superiores. Esse sofrimento psíquico dentro do ambiente pode ter variadas causas: as principais são a grande quantidade de trabalho para prazos curtos, incerteza se as estratégias adotadas serão eficazes, alteração no comportamento de consumo e falta de incentivo por parte da empresa e dos ocupantes de cargos mais elevados[18].

As ações dos líderes sobre os liderados, bem como o inverso dessa relação, é um fator determinante para a ocorrência de conflitos no ambiente de trabalho. Isso porque, quando a liderança exercida não é positiva ou não há uma relação saudável entre o líder e seus liderados, as situações cotidianas podem resultar em uma série de divergências[19]. Os conflitos são naturais em espaços de convivência social, ou seja, não devem ser vistos como surpresa em ambientes de trabalho. Porém, dependendo da frequência e da intensidade com que ocorrem, podem não ser benéficos para a organização e os colaboradores de maneira geral. Logo, é preciso que as organizações tomem uma posição e invistam em uma gestão de conflitos efetiva, reduzindo os elementos estressantes e dando atenção às demandas das partes envolvidas.

Grande parte da efetividade de uma gestão de conflitos está relacionada com a parte inicial do processo: a análise dos conflitos que estão ocorrendo e do ambiente de trabalho em si. Ou seja, é preciso que os conflitos, os agentes relacionados e o ambiente sejam analisados de forma individualizada, imparcial e crítica. Apenas com os dados obtidos por meio dessa análise seria possível selecionar as ações de gestão mais indicadas para o conflito que vem ocorrendo[20].

O líder ocupa o papel central no gerenciamento de conflitos de suas equipes, tendo como uma de suas principais funções gerenciar as emoções e as relações cultivadas no ambiente de trabalho, sempre prezando por manter o respeito, a comunicação e a sonoridade entre todos os agentes que pertençam à sua equipe[21]. Quando os colaboradores são tratados como propriedade da organização, acabam trazendo resultados negativos para a produtividade e contribuem para tornar o ambiente de trabalho tóxico, dando base para a ocorrência dos conflitos. Assim, ao estarem em um ambiente de trabalho nada saudável e se verem envolvidos em conflitos, os colaboradores podem ser amplamente prejudicados quanto à sua saúde mental e até mesmo física.

CONSIDERAÇÕES FINAIS

Por meio dos estudos realizados, para que fosse viabilizado o presente capítulo, foi possível compreender como o esforço em entregar qualidade e segurança aos pacientes cirúrgicos exige um trabalho em equipe eficiente entre vários profissionais. Fornecer a essa equipe o treinamento adequado é fundamental porque mantém a qualidade geral de seu trabalho. Da mesma forma, desenvolver as competências de todo o pessoal envolvido em uma tarefa é importante para a excelência do trabalho que lhes é atribuído. A liderança moderna é definida como o processo de influenciar e orientar um indivíduo com o objetivo de alcançar uma meta coletiva específica.

Fazer parte de uma equipe de saúde requer características adicionais para atender às demandas, as quais incluem flexibilidade, empatia, agilidade, determinação e diligência. Ela também precisa desenvolver novas habilidades, técnicas e não técnicas. Os colaboradores precisam se manter atualizados com as mudanças tecnológicas para continuar personalizando seus cuidados com seus pacientes e compreender a importância da educação continuada para melhorar suas habilidades.

O cotidiano do CC é repleto de conflitos interpessoais entre médicos e enfermeiros, entre técnicos de enfermagem e enfermeiros. Esses conflitos levam a quebras nos processos de trabalho e impedem uma gestão adequada do cuidado. Além disso, a natureza multidisciplinar da gestão do cuidado cria desafios adicionais para o processo geral de gestão de pessoas. Esses desafios dizem respeito a encontrar uma abordagem coletiva para a resolução de problemas e trabalho em equipe harmonioso.

REFERÊNCIAS BIBLIOGRÁFICAS

1. Possari JF. Centro cirúrgico: planejamento, organização e gestão. São Paulo: Saraiva; 2004.
2. Slullitel A. Gestão da qualidade em anestesiologia. Prática Hospitalar. 2008;58(7/8):93-6.
3. Gomes CDPP, Santos AA, Machado ME, Treviso P. Percepção de uma equipe de enfermagem sobre a utilização do checklist cirúrgico. Rev SOBECC. 2016;21(3):140-5.
4. Paiva MCMMS, Paiva SAR, Berti HW. Eventos adversos: análise de um instrumento de notificação utilizado no gerenciamento de enfermagem. Rev Esc Enferm USP. 2010;44:287-94.
5. Pereira RC, Sousa PAS. Fatores de mortalidade de micro e pequenas empresas: um estudo sobre o setor de serviços. In: Simpósio de Excelência em Gestão e Tecnologia; 2010; Rio de Janeiro.
6. Urdan FT, Urdan AT. Gestão do composto de marketing. São Paulo: Atlas; 2010.
7. Oliveira DPR. Estratégia empresarial e vantagem competitiva. São Paulo: Atlas; 2011.
8. Sertek P. Administração e planejamento estratégico. Curitiba: Ibpex; 2011.
9. Tavares MC. Gestão estratégica. São Paulo: Atlas; 2010.

10. Keeling R. Gestão de projetos. São Paulo: Saraiva; 2017.
11. Kerzner H. Gestão de projetos: as melhores práticas. Porto Alegre: Bookman; 2016.
12. Menezes LCM. Gestão de projetos. São Paulo: Atlas; 2005.
13. Bertó DJ, Beulke R. Gestão de custos. São Paulo: Saraiva; 2017.
14. Schier CUC. Gestão de custos. Curitiba: Ibpex; 2006.
15. Pompermayer CB, Lima JEP. Gestão de custos: finanças empresariais. Curitiba: Associação Franciscana de Ensino Senhor Bom Jesus; 2002. p. 49-68. Coleção Gestão Empresarial, n. 4.
16. Souto AL, Freitas VCC, Lima EVS, Oliveira SEB, Thomaz GM, Viana JTS. Gestão de pessoas x quarta revolução industrial: a percepção de um gestor da indústria. ÚNICA Cadernos Acadêmicos. 2020;1(1).
17. Burbridge A, Burbridge RM. Gestão de conflitos. São Paulo: Saraiva; 2017.
18. Souza VFS, Araujo TCCF. Estresse ocupacional e resiliência entre profissionais de saúde. Psicol Cienc Prof. 2015;35(3):900-15.
19. Bueno V. Impactos das atitudes negativas dos líderes sobre os liderados. Revista NPI. 2011;29.
20. Kothe MSZ. Gerenciando conflitos no ambiente de trabalho. 45 f. Trabalho de Conclusão de Curso (Especialização em Gestão de Negócios Financeiros) – Universidade Federal do Rio Grande do Sul, Porto Alegre, 2007.
21. Ferreira HMG. Conflito interpessoal em equipes de trabalho: o papel do líder como gerente das emoções do grupo. Cadernos UniFOA. 2017;5(13):67-75.

9

Perspectivas multidisciplinares: metas internacionais de segurança e anestesia

Marcella Marino Malavazzi Clemente
Luan Cayke Marinho de Oliveira

DESTAQUE DO TEMA

1. Funções e importância do Núcleo de Segurança do Paciente (NSP): o que diz a Resolução da Diretoria Colegiada (RDC) n. 36, de 25 de julho de 2013.
2. Metas internacionais de segurança do paciente da Organização Mundial de Saúde (OMS): o que dizem as metas estabelecidas pela OMS para melhorar a segurança do paciente em nível global.

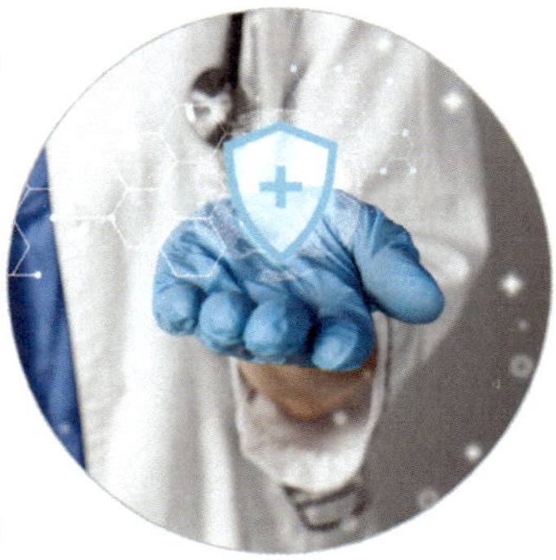

3. Como atingir as metas e consequências da falha no cumprimento: analisaremos estratégias e abordagens para alcançar as metas de segurança do paciente, destacando a importância da educação e do treinamento adequados, o uso de tecnologias e sistemas de apoio e o envolvimento de toda a equipe de saúde.

INTRODUÇÃO

A segurança do paciente é uma questão prioritária em todas as áreas da Medicina e, na Anestesia, não é exceção. Se não realizada de maneira adequada, pode resultar em eventos adversos graves, aumento dos custos em saúde e implicações legais e éticas. As metas internacionais de segurança, estabelecidas por organizações como a Organização Mundial da Saúde (OMS), fornecem orientações para os profissionais de saúde que auxiliam na prevenção de complicações que podem ocorrer nos períodos pré-operatório, intraoperatório e pós-operatório.

A resolução do Ministério da Saúde n. 36, de 25 de julho de 2013, visa instituir ações para a promoção da segurança do paciente e a melhoria na qualidade da assistência em todos os serviços de saúde, sejam eles públicos, privados, filantrópicos, civis ou militares, incluindo aqueles que exercem ações de ensino e pesquisa. Diante disso, as direções dos serviços de saúde devem constituir o NSP e nomear os membros que o compõem para se responsabilizar e executar as ações do Plano de Segurança do Paciente (PSP). O PSP, desenvolvido pelo NSP, tem como foco estabelecer estratégias e ações de gestão de risco, visando:

- Identificar, analisar, avaliar, monitorar e comunicar os riscos no serviço de saúde de maneira sistemática.
- Integrar os diversos processos de gestão de risco implementados nos serviços de saúde.
- Implementar os protocolos estabelecidos pelo Ministério da Saúde.
- Identificar corretamente o paciente.
- Garantir a higiene adequada das mãos.
- Assegurar a segurança durante os procedimentos cirúrgicos.
- Promover a segurança na prescrição, uso e administração de medicamentos.
- Garantir a segurança na prescrição, uso e administração de sangue e hemocomponentes.
- Promover a segurança no uso de equipamentos e materiais.
- Manter registros adequados do uso de órteses e próteses, quando aplicável.
- Prevenir quedas dos pacientes.
- Prevenir o desenvolvimento de úlceras por pressão.
- Prevenir e controlar eventos adversos nos serviços de saúde, incluindo infecções relacionadas à assistência à saúde.
- Garantir a segurança nas terapias nutricionais enterais e parenterais.
- Facilitar a comunicação efetiva entre os profissionais do serviço de saúde e entre os diferentes serviços de saúde.
- Estimular a participação ativa do paciente e de seus familiares na assistência prestada.
- Promover um ambiente seguro para todos os envolvidos.

Em 2005, a OMS estabeleceu a World Alliance for Patient Safety (Aliança Mundial para a Segurança do Paciente) e identificou seis áreas prioritárias de atuação (Quadro 1), incluindo o desenvolvimento de soluções voltadas para a segurança do paciente.

A segurança do paciente está relacionada à execução precisa de um plano adequado. Quando o plano idealizado (melhor prática) não é seguido devido a erros ou violações, podem ocorrer eventos adversos. Vamos discutir meta por meta?

QUADRO 1 Metas internacionais de segurança do paciente da Organização Mundial da Saúde

1. Identificar corretamente o paciente.
2. Melhorar a comunicação entre profissionais de saúde.
3. Melhorar a segurança na prescrição, no uso e na administração de medicamentos.
4. Assegurar cirurgia em local de intervenção, procedimento e paciente corretos.
5. Higienizar as mãos, para evitar infecções.
6. Reduzir o risco de quedas e úlceras por pressão.

META 1 – IDENTIFICAÇÃO CORRETA DOS PACIENTES

A identificação correta dos pacientes é o primeiro passo para garantir a segurança e qualidade dos cuidados de saúde. Incidentes graves relacionados à identificação incorreta de pacientes podem acontecer e predispor a erros de medicação, transmissão de doenças e falhas no atendimento médico, resultando em prejuízo na funcionalidade dos pacientes e custos financeiros para o serviço de saúde. Alguns exemplos dessas situações incluem:

- Exemplo 1: o paciente recebeu repetidamente medicação para hipertensão, mesmo sem ter essa condição, causando complicações e efeitos colaterais indesejados. Esse erro ocorreu em função de uma falha na identificação adequada do paciente, resultando na administração também inadequada da medicação por várias vezes consecutivas.
- Exemplo 2: uma criança que contraiu HIV após ter sido alimentada com leite materno proveniente da mãe errada. Nesse caso, houve uma falha grave na identificação da mãe e do recém-nascido, resultando em troca de leite materno e, consequentemente, na transmissão da doença.
- Exemplo 3: um exemplo chocante e cada vez mais comum nas mídias sociais é o erro médico decorrente da identificação incorreta de pacientes, que resulta na realização de cirurgias em pessoas erradas (Figura 1). Essa situação ocorre quando a equipe médica não faz devidamente a verificação da identidade do paciente antes de procedimentos cirúrgicos.

Médico é denunciado por trocar prontuários e realizar cirurgia errada em paciente

Segundo a polícia, ele disse que mulheres tinham nomes parecidos

FIGURA 1 Notícia sobre erro médico relacionado a erros na identificação do paciente.

Esses exemplos ressaltam a importância da meta 1 da OMS em todos os estágios do cuidado de saúde. Sendo assim, estratégias e protocolos eficazes de identificação devem ser implementados e seguidos rigorosamente para evitar esses incidentes. Algumas estratégias para atingir a meta 1 são:

- Nome completo: ao entrar em contato com o paciente, peça para que ele forneça o nome completo e confirme-o com o cadastro no sistema de saúde. Verifique se o nome está correto e se corresponde às informações do paciente.
- Data de nascimento: solicite a data de nascimento e compare-a com os registros disponíveis.
- Pulseira de identificação: ao ingressar no ambiente hospitalar, o paciente deve receber uma pulseira de identificação contendo informações como nome completo, data de nascimento e número de registro. Verifique se a pulseira está corretamente preenchida e se o paciente a está usando (Figura 2).
- Verificação dupla: durante as interações com o paciente, faça uma verificação dupla, especialmente antes de procedimentos invasivos, administração de medicamentos ou coleta de amostras. Peça ao paciente para informar seu

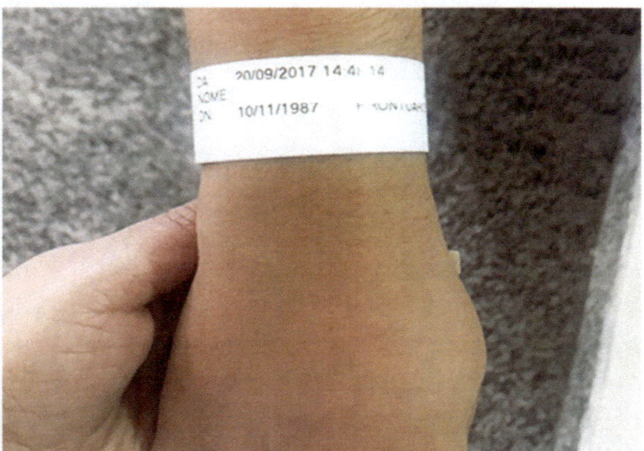

FIGURA 2 Exemplo de pulseiras de identificação do paciente.

nome completo e confirme-o com a pulseira de identificação ou outros documentos disponíveis.
- Fotografia: em alguns casos, pode ser útil tirar uma fotografia do paciente para fins de identificação. Isso pode ser particularmente importante em unidades de cuidados intensivos ou em situações em que a identificação visual rápida é necessária.
- Orientação da equipe da assistência: treinamento regular e conscientização da importância da identificação correta dos pacientes entre todos os profissionais de saúde.

META 2 – MELHORAR A COMUNICAÇÃO ENTRE PROFISSIONAIS DA ASSISTÊNCIA

Falhas de comunicação são uma das principais causas de eventos adversos graves que resultam em danos ao paciente. Assim, medidas de comunicação eficaz devem ser estabelecidas. A comunicação denominada de "estruturada" é rotineiramente usada para evitar erros em indústrias de alto risco (por exemplo, energia nuclear, aviação, operações militares) e deve ser usada em salas de cirurgia, especialmente em situações de crise ou durante casos cirúrgicos complexos. Essa técnica consiste em dois principais pilares:

- Identificação do destinatário pretendido iniciando uma comunicação com o nome do indivíduo.
- Uso de comunicação de *loop* fechado/*closed loop*/alça fechada. Essa forma de comunicar é uma prática essencial na sala cirúrgica para garantir a segurança e a eficácia durante os procedimentos. Nesse tipo de comunicação, a informação é transmitida de forma clara, confirmada e repetida para garantir que todos os membros da equipe cirúrgica tenham compreendido corretamente.

Um exemplo de comunicação em alça fechada na sala cirúrgica é quando a equipe cirúrgica faz uma solicitação específica para o anestesiologista. Este, então, repete a solicitação para confirmar o entendimento e, em seguida, executa a ação solicitada. Completada a tarefa, o anestesiologista confirma novamente com o cirurgião para assegurar que a ação tenha sido realizada conforme esperado. No dia a dia, no setor de hemodinâmica, o médico intervencionista solicita ao anestesiologista a administração de heparina durante procedimentos de angioplastia coronariana. Antes dessa administração, o anestesiologista confirma a dose com o médico solicitante e, após a administração, comunica o horário em que foi feita a medicação e novamente a dose.

META 3 – MELHORAR A SEGURANÇA DE MEDICAÇÕES DE ALTA VIGILÂNCIA (*HIGH-ALERT MEDICATIONS*)

A segurança das medicações de alta vigilância é uma preocupação importante na área da saúde. Esses medicamentos são chamados de *high-alert* porque têm um maior potencial de causar danos significativos quando usados incorretamente. Contudo, estratégias e práticas de fácil reprodução podem ser adotadas para atingir a meta 3 da OMS.

O primeiro passo para garantir a segurança de medicações de alta vigilância é a identificação clara do fármaco. No processo de identificação, podem ser utilizadas etiquetas com cores, alertas de aviso, separar medicações com nomenclaturas semelhantes em locais diferentes e diferenciar a escrita. Um exemplo é a padronização de cores para cada classe de medicamentos: opioides (azul), hipnóticos (amarelo), benzodiazepínicos (laranja) e vasopressores (rosa) (Figura 3).

Os medicamentos chamados *look-alike* e *sound-alike* (LASA) são aqueles de nomenclaturas semelhantes em termos de aparência gráfica ou pronúncia, o que pode levar a erros de medicação se forem confundidos (Figura 4A). A confusão entre esses medicamentos pode ocorrer em várias fases da manipulação do fármaco, como durante a prescrição, dispensação, preparação ou administração, resultando em consequências graves para os pacientes.

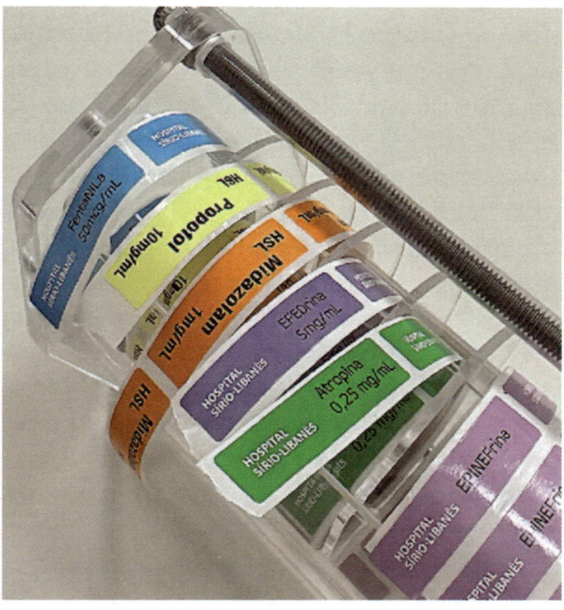

FIGURA 3 Etiquetas coloridas de identificação de medicações de alta vigilância.

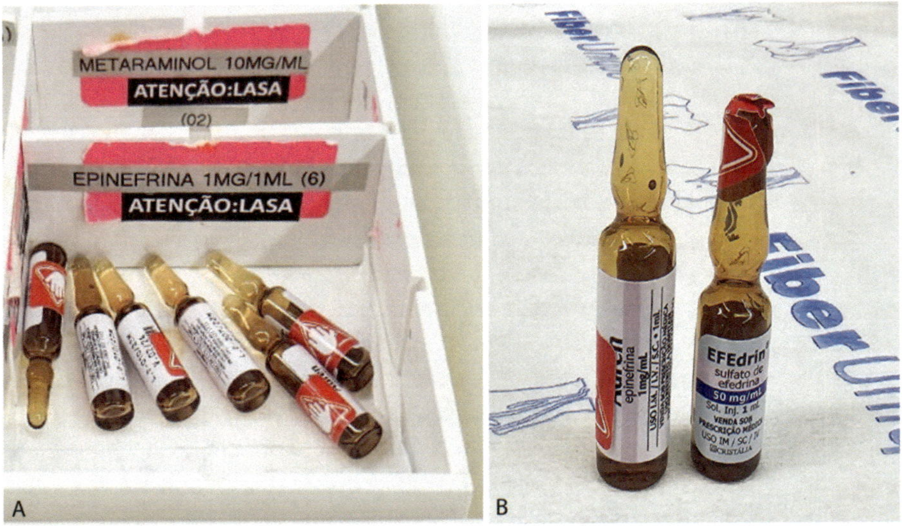

FIGURA 4 Medicações *look-alike* e *sound-alike* (LASA) de alto risco.

A efedrina (EFEDrina) e a epinefrina (EPINEFrina) (Figura 4B) são dois medicamentos frequentemente mencionados quando se trata de medicamentos LASA. Embora sejam utilizados para finalidades diferentes, os nomes dessas substâncias podem ser facilmente confundidos devido à semelhança fonética entre eles.

Exemplo prático: vamos considerar o caso da administração inadvertida de uma injeção de bupivacaína com vasoconstritor em um bloqueio peniano, ao invés da bupivacaína sem vasoconstritor. Essa administração inadvertida pode resultar em vasoconstrição em circulação terminal, levando à redução do fluxo sanguíneo e isquemia local. Além disso, a ocorrência de isquemia pode levar a complicações adicionais, como infecções secundárias, necrose tecidual e/ou disfunção peniana que resultam em aumento da morbidade do paciente, prejudicando sua qualidade de vida e exigindo tratamentos adicionais e intervenções médicas mais invasivas. Somado a isso, pode resultar em implicações legais e éticas graves nas quais o paciente afetado pode buscar ações judiciais e indenizações por danos físicos, emocionais ou financeiros sofridos, como resultado da negligência na verificação da medicação antes da injeção.

META 4 – GARANTIR CIRURGIAS COM LOCAL DE INTERVENÇÃO CORRETO, PROCEDIMENTO CORRETO E PACIENTE CORRETO

A OMS publicou em 2008 o "protocolo de cirurgia segura", o qual consiste em uma série de etapas padronizadas que devem ser seguidas pela equipe envolvida no procedimento cirúrgico antes, durante e após as cirurgias, a fim de prevenir erros, complicações e eventos adversos. O protocolo de cirurgia segura é dividido em 3 etapas (Figura 5): *sign-in* (antes da indução), *time-out* (antes da incisão cirúrgica) e *sign-out* (antes de o paciente sair da sala de operação). Esse protocolo deve ser realizado em todas as cirurgias e tem responsabilidade compartilhada de toda a equipe multidisciplinar, reforçando a importância da comunicação adequada e efetiva (meta 2).

A responsabilidade pelo preenchimento da lista de verificação de segurança cirúrgica é compartilhada por toda a equipe de saúde envolvida no ato operatório. No entanto, em diferentes etapas do processo, alguns profissionais têm uma participação mais crucial do que outros. Na etapa 1, o anestesista e a equipe de enfermagem desempenham um papel principal. Na etapa 2, o anestesista, a equipe cirúrgica e a equipe de enfermagem são os protagonistas. Na etapa 3, os principais protagonistas são a equipe cirúrgica e o instrumentador cirúrgico.

A implementação do protocolo teve impacto significativo na redução de erros relacionados ao ato cirúrgico, incluindo problemas na identificação do paciente, realização de cirurgias em locais incorretos, administração inadequada de medicamentos em pacientes alérgicos e eventos adversos causados por falhas nos equipamentos médicos. Além disso, o protocolo desempenha um papel fundamental na diminuição de complicações decorrentes do procedimento cirúrgico, como infecções no local da cirurgia devido à falta de uso de antibióticos profiláticos ou esterilização inadequada de materiais. Ele também desempenha um papel importante na previsão e preparação para eventos adversos que possam ocorrer, permitindo a reserva de sangue e leitos de UTI, bem como na antecipação de eventos críticos durante os tempos operatórios.

META 5 – REDUZIR INFECÇÕES ASSOCIADAS AOS CUIDADOS DE SAÚDE

As infecções associadas aos cuidados de saúde (IACS) afetam inúmeros indivíduos em todo o mundo, com consequências negativas aos pacientes, suas famílias e os sistemas de saúde, o que resulta em aumento da morbidade, mortalidade, custos e tempo de permanência, mesmo após o ajuste para a doença de base. De acordo com a OMS, as IACS são consideradas uma epidemia silenciosa.

Organização Pan-Americana da Saúde · ANVISA – Agência Nacional de Vigilância Sanitária · Ministério da Saúde · BRASIL

LISTA DE VERIFICAÇÃO DE SEGURANÇA CIRÚRGICA (PRIMEIRA EDIÇÃO)

Antes da indução anestésica ▸▸▸▸▸▸▸▸▸ Antes da incisão cirúrgica ▸▸▸▸▸▸▸▸▸▸▸▸ Antes de o paciente sair da sala de operações

IDENTIFICAÇÃO

- ☐ **PACIENTE CONFIRMOU**
  - IDENTIDADE
  - SÍTIO CIRÚRGICO
  - PROCEDIMENTO
  - CONSENTIMENTO
- ☐ **SÍTIO DEMARCADO/NÃO SE APLICA**
- ☐ **VERIFICAÇÃO DE SEGURANÇA ANESTÉSICA CONCLUÍDA**
- ☐ **OXÍMETRO DE PULSO NO PACIENTE E EM FUNCIONAMENTO**

O PACIENTE POSSUI:

ALERGIA CONHECIDA?
☐ NÃO
☐ SIM

VIA AÉREA DIFÍCIL/RISCO DE ASPIRAÇÃO?
☐ NÃO
☐ SIM, E EQUIPAMENTO/ASSISTÊNCIA DISPONÍVEIS

RISCO DE PERDA SANGUÍNEA > 500 ML (7 ML/KG EM CRIANÇAS)?
☐ NÃO
☐ SIM, E ACESSO ENDOVENOSO ADEQUADO E PLANEJAMENTO PARA FLUIDOS

CONFIRMAÇÃO

- ☐ **CONFIRMAR QUE TODOS OS MEMBROS DA EQUIPE SE APRESENTARAM PELO NOME E FUNÇÃO**
- ☐ **CIRURGIÃO, ANESTESIOLOGISTA E A EQUIPE DE ENFERMAGEM CONFIRMAM VERBALMENTE:**
  - IDENTIFICAÇÃO DO PACIENTE
  - SÍTIO CIRÚRGICO
  - PROCEDIMENTO

EVENTOS CRÍTICOS PREVISTOS
- ☐ **REVISÃO DO CIRURGIÃO:** QUAIS SÃO AS ETAPAS CRÍTICAS OU INESPERADAS, DURAÇÃO DA OPERAÇÃO, PERDA SANGUÍNEA PREVISTA?
- ☐ **REVISÃO DA EQUIPE DE ANESTESIOLOGIA:** HÁ ALGUMA PREOCUPAÇÃO ESPECÍFICA EM RELAÇÃO AO PACIENTE?
- ☐ **REVISÃO DA EQUIPE DE ENFERMAGEM:** OS MATERIAIS NECESSÁRIOS (EX. INSTRUMENTAIS, PRÓTESES) ESTÃO PRESENTES E DENTRO DO PRAZO DE ESTERILIZAÇÃO? (INCLUINDO RESULTADOS DO INDICADOR)? HÁ QUESTÕES RELACIONADAS A EQUIPAMENTOS OU QUAISQUER PREOCUPAÇÕES?

A PROFILAXIA ANTIMICROBIANA FOI REALIZADA NOS ÚLTIMOS 60 MINUTOS?
☐ SIM
☐ NÃO SE APLICA

AS IMAGENS ESSENCIAIS ESTÃO DISPONÍVEIS?
☐ SIM
☐ NÃO SE APLICA

REGISTRO

O PROFISSIONAL DA EQUIPE DE ENFERMAGEM OU DA EQUIPE MÉDICA CONFIRMA VERBALMENTE COM A EQUIPE:

- ☐ **REGISTRO COMPLETO DO PROCEDIMENTO INTRA-OPERATÓRIO, INCLUINDO PROCEDIMENTO EXECUTADO**
- ☐ **SE AS CONTAGENS DE INSTRUMENTAIS CIRÚRGICOS, COMPRESSAS E AGULHAS ESTÃO CORRETAS** (OU NÃO SE APLICAM)
- ☐ **COMO A AMOSTRA PARA ANATOMIA PATOLÓGICA ESTÁ IDENTIFICADA** (INCLUINDO O NOME DO PACIENTE)
- ☐ **SE HÁ ALGUM PROBLEMA COM EQUIPAMENTO PARA SER RESOLVIDO**
- ☐ **O CIRURGIÃO, O ANESTESIOLOGISTA E A EQUIPE DE ENFERMAGEM REVISAM PREOCUPAÇÕES ESSENCIAIS PARA A RECUPERAÇÃO E O MANEJO DO PACIENTE (ESPECIFICAR CRITÉRIOS MÍNIMOS A SEREM OBSERVADOS. EX: DOR)**

____
Assinatura

FIGURA 5 Lista de verificação de segurança cirúrgica da Organização Mundial da Saúde.

Segundo as estimativas da OMS, na Europa, a cada ano, aproximadamente 37 mil mortes são diretamente atribuídas às IACS, além de influenciarem mais de 110 mil mortes de forma indireta. Nos Estados Unidos, a situação não é diferente, com cerca de 99 mil mortes anualmente atribuídas às IACS. Nos países de baixos recursos, principalmente nas UTI, as mortes relacionadas às IACS, que poderiam ser prevenidas, representam aproximadamente um quarto ou mais dos óbitos. Essa estatística ressalta a necessidade urgente de recursos e estratégias de prevenção adaptadas a esses contextos.

Além das consequências em termos de saúde pública, as IACS geram uma carga econômica significativa. Estima-se que os custos anuais associados a essas infecções cheguem a 7 bilhões de euros na Europa e 6,5 bilhões de dólares nos Estados Unidos.

A manipulação inadequada de cateteres periféricos ou centrais é uma das principais causas de IACS. Sendo assim, é crucial a instituição de protocolos que orientem a manipulação adequada desses dispositivos, a fim de prevenir infecções e complicações graves. Alguns procedimentos essenciais incluem:

- Lavagem adequada das mãos antes e depois da manipulação dos cateteres: reduz significativamente o risco de transferência de microrganismos e infecções.
- Limpeza da área de inserção: antes de qualquer procedimento relacionado ao cateter, é essencial limpar cuidadosamente a área de inserção com soluções antissépticas.
- Utilização de técnicas assépticas: durante a manipulação dos cateteres centrais, é fundamental seguir técnicas assépticas rigorosas com luvas estéreis, aventais descartáveis e campos estéreis.
- Precauções durante as injeções e manipulações: ao realizar injeções ou manipulações através do cateter, devemos limpar a ponta com antisséptico apropriado, usar seringas e agulhas estéreis, além de seguir as diretrizes de higiene e segurança específicas para cada procedimento.

Um exemplo concreto é o cateter Broviac®, utilizado em hospitais pediátricos para nutrição parenteral de crianças com síndrome do intestino curto. Se houver manipulação inadequada desse cateter, aumenta significativamente o risco de infecções e de complicações que podem resultar em retirada do cateter com necessidade de nova punção em ambiente cirúrgico sob anestesia geral e todos os riscos associados ao procedimento. Além disso, o esgotamento dos sítios de punção devido à trombose pode ocorrer, resultando em complicações graves e, em casos extremos, até mesmo na necessidade de um transplante intestinal, pela inviabilidade de nutrição parenteral a longo prazo.

Frente ao exposto, as IACS representam um desafio significativo para a segurança dos pacientes e a sustentabilidade dos sistemas de saúde. Portanto, é essencial que sejam implementadas estratégias eficazes de prevenção, baseadas em evidências científicas, visando reduzir o impacto dessas infecções nos pacientes, nas comunidades e nas economias dos países. São estratégias que podem auxiliar a alcançar a meta 5 da OMS sobre IACS:

- Fortalecer a higienização das mãos.
- Fortalecer a vigilância e o monitoramento.
- Promover a educação continuada e o treinamento das equipes de saúde.
- Melhorar a segurança do ambiente de assistência à saúde.

META 6 – REDUZIR O RISCO DE LESÕES AO PACIENTE, DECORRENTES DE QUEDAS

As quedas no ambiente hospitalar são uma questão relevante em diversos países, inclusive no Brasil. As causas dessas quedas são influenciadas por diversos fatores, tanto relacionados às condições do paciente (como idade avançada, fragilidade, condições médicas preexistentes e efeitos colaterais de medicamentos), quanto à estrutura hospitalar (como condições ambientais inadequadas e falta de supervisão adequada).

A ocorrência desse evento pode resultar na perda de funcionalidade dos pacientes, assim como leva a um aumento nos custos do serviço de saúde devido ao prolongamento do tempo de internação e aos custos assistenciais. Além disso, gera ansiedade na equipe de saúde, tem repercussões negativas na credibilidade da instituição e pode acarretar consequências legais.

Assim, a fim de prevenir a ocorrência de quedas, é essencial compreender esse evento adverso e analisá-lo de forma multidisciplinar. A atenção à segurança dos pacientes também envolve fornecer métodos e instrumentos que auxiliem os profissionais na investigação da origem desses eventos, bem como os possíveis fatores que contribuem para a sua ocorrência.

Um exemplo prático é a ausência de proteção lateral adequada em macas de ambientes hospitalares pediátricos (Figura 6). Isso ocorre quando as macas não possuem grades, têm grades com espaçamento excessivo ou não dispõem de dispositivos de segurança. Essa falta de proteção aumenta significativamente o risco de quedas acidentais durante o transporte ou enquanto a criança está na maca. É importante ressaltar que a presença de medidas adequadas de proteção lateral, como o uso de grades e cintos de segurança, juntamente com a supervisão adequada por parte dos profissionais de saúde, desempenha um papel fundamental na prevenção de quedas em ambientes hospitalares pediátricos.

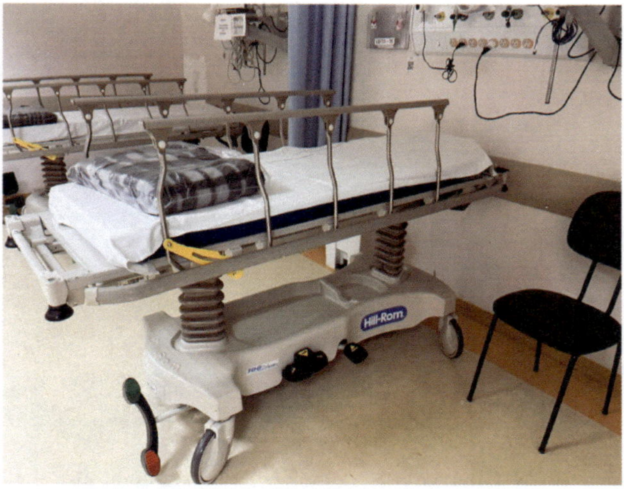

FIGURA 6 Ausência de proteção lateral adequada em macas de hospital pediátrico.

Outra abordagem que pode ser adotada é a utilização de pulseiras para identificar pacientes com alto risco de queda. Essas pulseiras servem como sinal para a equipe de saúde, alertando sobre a necessidade de precauções especiais para prevenir acidentes e garantir a segurança do paciente.

CONSIDERAÇÕES FINAIS

- As metas internacionais de segurança foram estabelecidas pela OMS para orientar os profissionais de saúde na prevenção de complicações durante a assistência à saúde.
- O PSP é desenvolvido pelos NSP e visa estabelecer estratégias e ações para a gestão de riscos, identificação correta do paciente, segurança na prescrição e administração de medicamentos, entre outros.
- A identificação correta dos pacientes, medidas de comunicação eficaz, segurança de medicações de alta vigilância, protocolo de cirurgia segura e prevenção de infecções associadas aos cuidados de saúde e de quedas são metas específicas para melhorar a segurança do paciente e garantir uma melhor assistência à saúde e, consequentemente, reduzir os custos em saúde.

REFERÊNCIAS BIBLIOGRÁFICAS

1. Brasil. Agência Nacional de Vigilância Sanitária. Resolução-RDC n. 36, de 25 de julho de 2013. Brasília: Diário Oficial da União; 2013.
2. Brasil. Agência Nacional de Vigilância Sanitária. Módulo 6. Implantação do Núcleo de Segurança do Paciente em Serviços de Saúde. Brasília: Anvisa; 2016.
3. Brasil. Ministério da Saúde. Documento de referência para o Programa Nacional de Segurança do Paciente. Brasília: MS; 2013.
4. Brasil. Ministério da Saúde. Portaria GM/MS n. 529, de 1º de abril de 2013. Brasília: Diário Oficial da União; 2013.
5. Methangkool E, Cole DJ, Cannesson M. Progress in patient safety in anesthesia. JAMA. 2020;324(24):2485-6.
6. Nagpal K, Vats A, Ahmed K, Smith AB, Sevdalis N, Jonannsson H, et al. A systematic quantitative assessment of risks associated with poor communication in surgical care. Arch Surg. 2010;145(6):582-8.
7. Ryant KA, Harris AD, Gould CV, Humphreys E, Lundstrom T, Murphy DM, et al. Necessary infrastructure of infection prevention and healthcare epidemiology programs: a review. Infect Control Hosp Epidemiol. 2016;37(4):371-80.

10

Perspectivas multidisciplinares: a utilização segura de medicamentos e o anestesiologista

Leandro Criscuolo Miksche
Bruna Rebelatto

DESTAQUE DO TEMA

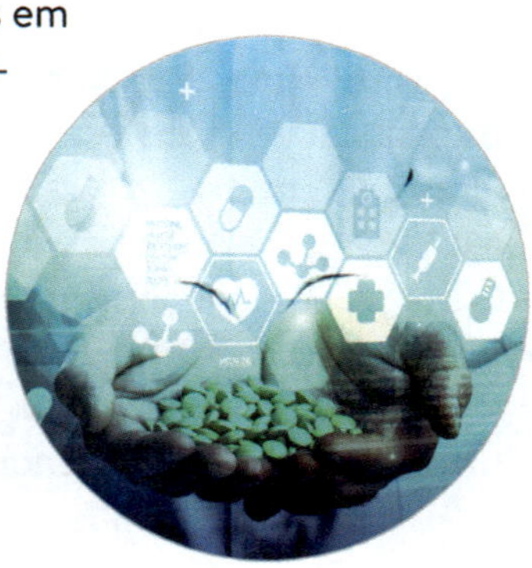

1. Os erros de medicação no contexto anestésico-cirúrgico representam falhas no processo de administração de fármacos que podem causar danos aos pacientes em diferentes estágios do uso de um medicamento.
2. Os principais fatores que levam a erros de medicação incluem falhas de comunicação, armazenamento inadequado de fármacos, uso incorreto de dispositivos de infusão e desconhecimento das características dos medicamentos.
3. No caso da anestesiologia, os erros mais comuns incluem superdosagem de sedativos e administração incorreta de drogas por vias inadequadas.
4. A segurança medicamentosa depende da adoção de práticas rigorosas, como o uso de *checklists*, tecnologia de monitoramento, dupla checagem de fármacos e integração das equipes multidisciplinares.
5. A capacitação contínua e a implementação de protocolos baseados em evidências científicas são essenciais para minimizar os riscos e melhorar os resultados dos procedimentos anestésicos.

INTRODUÇÃO

A prática anestésica envolve a preparação e administração de medicamentos com alto potencial de danos em tempo crítico. Os primeiros registros de utilização de um fármaco para produzir anestesia foram feitos em Boston na década de 1840, com a utilização do éter. Desde então, a ciência e a tecnologia evoluíram significativamente, permitindo uma abordagem mais segura e eficaz da anestesia e, com isso, a abordagem multidisciplinar tornou-se relevante. Na década de 1940, por exemplo, o cirurgião anestesiologista Henry K. Beecher publicou um artigo seminal que destacou a importância dessa abordagem na administração de anestesia. Ele argumentou que a colaboração entre médicos anestesiologistas, cirurgiões e outros profissionais da saúde era crucial para garantir a segurança dos pacientes durante o processo anestésico. A abordagem multidisciplinar tem sido amplamente aplicada em anestesiologia, pois traz diferentes visões para o cuidado centrado no paciente e produz resultados sistematicamente benéficos para todos os envolvidos.

Como anestesiologistas, estamos sempre buscando minimizar os riscos ao paciente durante o processo anestésico. Infelizmente, erros relacionados a drogas anestésicas persistem alarmantes, e consequências graves são observadas nesses casos. Alguns exemplos incluem a administração inadequada de dosagem, o uso de substâncias incompatíveis, interações medicamentosas negativas e até mesmo a administração de medicamentos em pacientes com alergias conhecidas.

Pontos importantes serão discutidos, como o papel do anestesiologista e dos diferentes profissionais envolvidos na utilização segura de medicamentos, a essencial colaboração entre profissionais da saúde, a importância da informação precisa e atualizada sobre fármacos e as intervenções mais promissoras, capazes de trazer maior proteção aos indivíduos submetidos a procedimentos sob anestesia.

É importante destacar que a formação contínua e a atualização constante são essenciais para o anestesiologista e todos os membros das equipes envolvidas. Isso inclui a educação sobre novos medicamentos, técnicas anestésicas e a inclusão de diversas ferramentas técnico-administrativas no dia a dia. O objetivo é atingir a conscientização por meio de conhecimento, tecnologia e treinamentos, pois é necessário o engajamento completo de todos, desde o cumprimento de protocolos de segurança até as notificações relacionadas às quebras desses protocolos.

- A segurança dos medicamentos requer que sua administração siga o fluxo correto.
- Fatores humanos são importante fonte de erros de medicação e reações adversas a medicamentos.

- As organizações devem garantir a existência de sistemas para otimizar a segurança dos fármacos.
- É responsabilidade do anestesiologista a aplicação de práticas de segurança de medicamentos durante todo o tempo em que participa do cuidado, seja antes, durante ou depois da anestesia em si, logo deve estar ciente das boas práticas, protocolos rigorosos e ser agente de barreira contra eventuais erros.

ERROS DE MEDICAÇÃO

Define-se erro de medicação, no contexto anestésico-cirúrgico, como "falhas no processo de administração de fármacos que podem levar a danos aos pacientes e incidem em qualquer estágio do uso de determinado fármaco". Alguns eventos podem não incorrer em dano direto ao paciente, mas certamente esquecimentos, falhas técnicas e vícios demonstram brechas no sistema e eventualmente impactarão negativamente o processo.

Segundo a Organização Mundial da Saúde (OMS), os incidentes relacionados à administração de medicações lideram as causas de danos aos pacientes, atrasos para alta hospitalar, atraso em medicações periódicas e aumentos exponenciais de custos hospitalares. A estimativa dessas ocorrências varia proporcionalmente com as notificações, que dependem do gerenciamento de qualidade de cada instituição.

Calcula-se que erros cometidos por profissionais sejam a terceira causa de mortalidade nos Estados Unidos. Dados da OMS indicam que erros medicamentosos causam ou contribuem para desfechos ruins; estima-se que de 7 mil a 9 mil óbitos ocorram anualmente apenas nos Estados Unidos decorrentes desses eventos, um prejuízo mundial de cerca de 42 bilhões de dólares ao ano, podendo-se alcançar até 100 mil dólares por paciente. Abalança-se ainda que 1 em cada 10 pacientes hospitalizados sofram algum dano desnecessário – no contexto anestésico, varia de 0,1% a 0,9%, de acordo com a metodologia do estudo para autoavaliação pelos anestesiologistas ou observado, respectivamente.

Por que ocorrem os erros?

A intenção em cometer erros certamente não condiz com o que se espera de um profissional da saúde e especialmente não é observada pelos estudos, contudo toda e qualquer situação intervencionista da saúde acontece em um sistema regido por prioridades estabelecidas pela instituição, grupo de trabalho, coordenação, e que podem exercer pressão excessiva por resultados imediatos e *performance*, levando a inibição ou negligência de ações como preenchimento de *checklists*, notificações e reuniões periódicas cujo objetivo é fortalecer comportamentos em prol da segurança do paciente.

Na abordagem da cultura de segurança e qualidade, enxerga-se o erro como resultado de uma disfunção do sistema, por falta de obstáculos consolidados, desconhecimento dos processos, limitações técnicas, excesso de trabalho dos envolvidos, entre outros. A meta final é sempre a melhora do sistema em sua totalidade por meio do mapeamento da trama causal, o que reconfigura a aplicação de medidas corretivas individuais, as quais devem ocorrer apenas nos comportamentos de risco intencionalmente comprovados.

As principais situações que levam ao erro são: falhas de comunicação; ambiente de trabalho inadequado; uso de abreviaturas; falhas na execução de procedimentos ou técnicas; falta de conhecimento sobre os fármacos; problemas no armazenamento e na dispensação; problemas de rotulagem ou embalagens semelhantes; violação de regras; falhas na conferência das doses; falta de informação sobre os pacientes; erros de transcrição; falhas na interação com outros serviços; problemas relacionados a bombas e dispositivos de infusão de medicamentos; monitoramento inadequado do paciente; erros de preparo; uso inadequado do medicamento pelo paciente e falta de padronização dos medicamentos.

Erros em anestesiologia

Segundo a National Health Service (NHS), os principais erros relacionados à anestesiologia são:

- Sobredose de midazolam durante a sedação consciente.
- Sobredose de solução de cloreto de potássio.
- Administração de drogas por via incorreta (por exemplo, infusão inadvertida de anestésico local peridural por via endovenosa).
- Sobredose de insulina.

Os profissionais integrantes do cuidado do paciente que passará por procedimento diagnóstico ou cirúrgico sob anestesia, especialmente os diretamente ligados à administração de substâncias, são constituintes de barreiras contra eventos causados por falha no processo de administração de fármacos, portanto precisam estar integralmente compenetrados em suas funções, sobretudo livres de distrações quando dispensam, checam e preparam medicações. Esses eventos ocorrem com mais frequência em procedimentos com mais de 6 horas, quando há múltiplas administrações (mais do que treze vezes).

Desafios enfrentados pelos anestesiologistas durante o processo assistencial

- Diversidade de pacientes: cada paciente é único e pode apresentar diferentes condições médicas, reações a medicamentos e necessidades anestésicas, o que pode dificultar a seleção, dosagem e administração de medicamentos adequados.
- Evolução da tecnologia: o emprego acelerado de aparelhos modernos, como bombas de infusão controladas por programas complexos, sistemas informatizados para dispensação de fármacos, inteligência artificial, registro eletrônico e medicina *point of care* trazem uma revolução para a especialidade, mas podem ser motivo de enganos ligados à falta de atualização da equipe envolvida.
- Escassez de recursos: em alguns casos, os recursos são limitados, sejam eles equipamentos, monitores, diversidade e estoque de drogas, insumos e até recursos humanos para ocupar posições essenciais no processo de administração segura da anestesia.
- Comunicação limitada: a falta de comunicação clara e eficaz com outros profissionais de saúde envolvidos na administração de medicamentos, na passagem de caso após o procedimento, na ausência de notificações ou até nos registros transoperatórios e de prontuários e *handoffs*.
- Fadiga profissional e *burnout*: o ritmo intenso e a pressão do ambiente cirúrgico podem levar a fadiga profissional e comprometer a habilidade de tomar decisões precisas e seguras na administração de medicamentos. O profissional fatigado mostra prejuízo psicomotor, o que eleva em até 50% a chance de erro medicamentoso, sobretudo por desatenção. Esse indivíduo terá irritabilidade e baixa *performance*, o que certamente impactará toda a equipe. Uma vez que o anestesiologista tem papel central de liderança na condução de casos, recomenda-se ao profissional cumprir as horas de descanso estipuladas, ter uma boa gestão de autocuidado e ter treinamento em reconhecer a fadiga.
- Idade dos profissionais: em situações simuladas, nota-se um declínio cognitivo considerável entre anestesiologistas com mais de 60 anos. É sugerido que haja realocação de carga horária, deixando esses profissionais apenas para atendimentos diurnos e que não necessitem de resposta rápida. A influência da idade nas respostas deve ser avaliada periodicamente com o uso de simulações.

SEGURANÇA MEDICAMENTOSA

O impacto dos erros relacionados aos fármacos durante o período perioperatório tem se demonstrado extremamente resistente às políticas instaladas globalmente, e, apesar de campanhas como da OMS (como a *Medication Without*

Harm, ativa ainda em 2022), persistem como entidade multifatorial de agravo em saúde e desfechos prejudiciais ao paciente.

Uma revisão sistemática demonstrou benefícios estatisticamente discretos com a instauração de reuniões educacionais, tutoriais sobre o tema e estratégias multifacetadas para a educação das equipes envolvidas, entretanto sabe-se que, devido ao alto *turnover* de profissionais e grande carga de trabalho, somente por meio da consistência dessas ações que os resultados perdurarão.

A identificação da natureza dos erros na farmacoterapia e seus determinantes é fundamental para nortear as ações de prevenção, sendo estas de grande relevância diante do potencial desastroso desses eventos. Diversos exemplos relatados incluem injeção de drogas neurotóxicas no neuroeixo, *bolus* fatais de drogas vasoativas, hemorragias provocadas por ação de anticoagulantes, óbitos por injeção endovenosa acidental de bloqueadores neuromusculares, heparina, anestésicos locais, sobredose de cloreto de potássio.

A administração de medicamento errado é o tipo mais comum de erro de medicação (48%) no período perioperatório, seguida por superdose (38%), via de administração incorreta (8%), subdose (4%) e omissão (2%). Entre os casos de erro de dosagem, são motivos pressuposição de dose, uso inadequado de bombas de infusão e falhas de diluição. Entre diversas causas-base para erros, algumas se destacam como as mais frequentes, como inexperiência do profissional, falta de familiaridade com cenários e, por fim, pressa e desatenção.

Existem situações que por si só não prejudicam o paciente, ou seja, são eventos sem danos, porém devem ser analisadas minuciosamente e submetidas a um olhar multidisciplinar. Como exemplo, estão quase erros (*near miss*) e reações adversas.

Os caminhos propostos para a melhora dos processos de segurança medicamentosa e diminuição dos incidentes relacionados trazem abordagens novas e interessantes que, através de entrosamento entre equipes e uso de tecnologia, conseguem mostrar perspectivas promissoras.

Papel do anestesiologista na segurança medicamentosa

O médico anestesiologista deverá munir-se de recursos diversos para aplicar seus conhecimentos de forma segura, pelo uso de tecnologia (alarmes, aplicativos, sistemas de registro eletrônico, bombas de infusão de medicação), *checklists* (cirurgia segura, identificação segura de medicamento, antibioticoprofilaxia cirúrgica, protocolos institucionais) e pessoas (múltiplas checagens, enfermeiro anestesista, consulta interdisciplinar).

O profissional deve estar capacitado e atualizado, por meio de autogestão do conhecimento, bem como exigências institucionais para diferentes situações, incluindo Suporte Avançado de Vida em Anestesiologia (SAVA), Suporte Avançado em Anestesia Pediátrica (SAAPed), gestão de crises, cursos para anestesias específicas (pediatria, cardiovascular), integração com equipe do hospital e treinamento nos protocolos institucionais, conhecimento de medicação padronizada; em suma, como parte integrante do processo assistencial, o anestesiologista precisa estar pronto para a alta *performance*.

As práticas de segurança medicamentosa iniciam-se logo na avaliação pré-anestésica que, conforme a Resolução CFM n. 1.802/2006, prevê que todo médico anestesiologista conheça com antecedência o paciente. Durante essa avaliação, é registrada a história médica desse paciente, incluindo alergias conhecidas e uso de medicamentos. Serão identificadas situações de risco à segurança e que podem ser agravadas ou interagir com fármacos (via aérea difícil, risco aumentado de tromboembolismo venoso, obesidade, síndrome da apneia obstrutiva do sono, extremos de idade, náuseas e os vômitos pós-operatórios, história familiar de hipertermia maligna, disfunções orgânicas, deficiências prévias, entre outras). Quaisquer alterações pertinentes precisam ser compartilhadas com representantes das demais equipes para o planejamento do cuidado.

Boas práticas de segurança medicamentosa

Práticas seguras para a distribuição, armazenamento e dispensação de medicamentos

- Integração da farmácia clínica antes, durante e depois do procedimento.
- Garantia da integridade do produto com foco na segurança de dispensação, minimizando o risco de troca de medicamentos.
- Medicação de alta periculosidade: preparo de soluções padronizadas pela farmácia, para adultos e crianças, para a administração por bombas eletrônicas inteligentes, deve acompanhar a rotulagem e equipos adequados.
- Recomenda-se que medicamentos com sonoridade, grafias e embalagens similares sejam armazenados em locais distantes. Devem-se também utilizar parte de seus nomes destacada em caixa alta (ex.: LAMIvudina e ZIDOvudina).
- Fazer o controle rígido dos medicamentos psicotrópicos e de outros que exijam um controle especial.
- Os locais de dispensação devem ser organizados e em condições que garantam atenção total ao processo, evitando quaisquer dispersões dos profissionais (conversas, barulhos, multitarefas).
- A dispensação segura deve seguir as seguintes etapas: seleção; padronização; aquisição; recebimento; armazenamento; fracionamento; identificação segura dos medicamentos.

Práticas seguras na prescrição de medicamentos

Previamente a qualquer procedimento anestésico, o paciente deverá passar por avaliação da farmácia clínica, que realiza a reconciliação medicamentosa, isto é, a listagem precisa e atualizada dos medicamentos em uso e sua análise, com o objetivo de reduzir as disparidades na prescrição médica (omissões, duplicidades, evitar interações possivelmente danosas) e na administração de fármacos procedimentais (interação perigosa, riscos). No entendimento da segurança do paciente, a reconciliação medicamentosa é prioridade, pois configura motivo de redução de até 70% dos erros intra-hospitalares atribuídos a medicamentos[5,6].

Para prevenir erros de medicação, o processo de prescrição deve ter barreiras na etapa de decisão terapêutica e na redação da prescrição. A escolha adequada do medicamento é a primeira etapa e deve ser baseada nas melhores evidências científicas disponíveis. A definição de protocolos clínicos baseados em evidências ajuda a garantir o uso da segurança medicamentosa, além da disponibilidade da lista de medicamentos selecionados/padronizados pela instituição, o que torna o processo de uso de medicamentos mais seguro.

A prescrição de medicamentos deve ser personalizada, levando em conta as necessidades de cada paciente e avaliando cuidadosamente a relação entre os potenciais benefícios e riscos. É necessário levar em consideração que a interação medicamentosa com alguns fármacos tem potencial para somar efeitos com drogas anestésicas; além disso, é importante conferir a identificação, reposição e dosagem adequada de sedativos/analgésicos, drogas vasoativas, nutrição, bloqueadores neuromusculares, anticoagulantes e demais drogas para condições subjacentes.

O cálculo da dose de medicamentos é uma etapa crucial que pode levar a erros graves, por isso é importante que o prescritor esteja familiarizado com o medicamento e a dose seja conferida por mais de um profissional. A instituição deve ter fontes de informação atualizadas sobre as doses usuais para diferentes indicações terapêuticas, faixas etárias, doses máximas e medicamentos que necessitem de ajuste de dose em casos especiais para prevenir erros. A participação do farmacêutico no processo de decisão terapêutica também deve ser incentivada, assim como a implementação de sistemas de prescrição eletrônica, que sabidamente possuem impacto considerável na redução de erros de medicação.

A redação da prescrição é crucial para garantir a comunicação clara das orientações de tratamento. O uso de abreviaturas e siglas deve ser mínimo e, quando necessário, baseado em uma lista padronizada pela instituição. É importante evitar o uso de siglas que possam levar a erros, como fórmulas químicas e nomes de medicamentos abreviados. As siglas "U" e "UI" são particularmente perigosas e devem ser evitadas.

A equipe de enfermagem figura como condutora, fiscalizadora e sentinela no protocolo de segurança do paciente submetido a procedimento sob anestesia, desde a admissão até o transoperatório, checando identificação, prescrições, riscos, lista de verificação de cirurgia segura, aprazamento das prescrições, preparo de medicações, checagem de equipamentos e bombas. Estão intensivamente relacionadas à organização do centro cirúrgico a priorização de processo, passagem de informações de forma segura (*handoff*), gestão de profissionais da recuperação pós-anestésica, contribuição em planos de contingência e situações de crise. A produção de um modelo mental de assistência e capacidade de congruência entre equipes é tarefa árdua e primordial dirigida à enfermagem.

Práticas seguras na administração de medicamentos

A adoção de práticas de segurança na administração de medicamentos é uma etapa de grande importância, pois representa a última barreira para evitar o erro proveniente dos processos de prescrição e dispensação que acometa o paciente. É imprescindível nessa etapa a execução dos "noves certos da administração de medicamentos".

- Paciente certo: confirmar o nome do paciente e os indicadores de identificação (nome completo e data de nascimento) utilizando os meios de identificação (confirmação verbal, registro no leito, pulseira de identificação e etiqueta do prontuário). Quando o paciente estiver em baixo nível de consciência, deve-se sempre associar pelo menos mais de dois identificadores aos identificadores visuais.
- Medicamento certo: conferir o nome do fármaco na prescrição com o nome identificado no frasco. Confirmar se o paciente não é alérgico ao medicamento prescrito.
- Via certa: identificar a via de administração e se esta é tecnicamente recomendada.
- Hora certa: garantir que o horário da administração esteja correto.
- Dose certa: assegurar que a dose prescrita não trará malefício ao paciente, a unidade de medida a ser utilizada e a velocidade de infusão programada.
- Registro certo: garantir o registro da administração do fármaco, bem como o horário realizado, a via de administração e todas as ocorrências relacionadas a essa administração.
- Orientação correta: orientar e sanar todas as dúvidas referentes ao processo farmacológico (horários, doses, via de acesso, até mesmo a grafia), não somente da equipe multidisciplinar, mas também do paciente e cuidadores. Alertar possíveis efeitos previsíveis.
- Forma certa: confirmar se a posologia do fármaco está correta e apropriada à condição clínica do paciente.
- Resposta certa: acompanhar se o medicamento teve o efeito desejado.

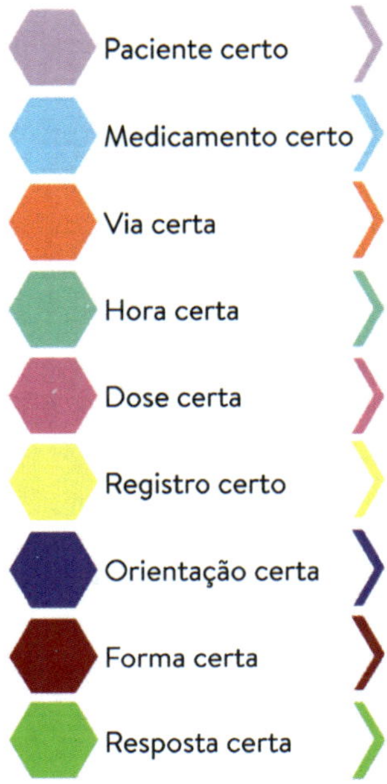
Paciente certo
Medicamento certo
Via certa
Hora certa
Dose certa
Registro certo
Orientação certa
Forma certa
Resposta certa

FIGURA 1 Nove "certos" da administração de medicamentos.

Medicamentos potencialmente perigosos

Certos medicamentos possuem um alto risco intrínseco de causar danos ao paciente, caso ocorra uma falha no processo de utilização. Esses medicamentos são chamados de "potencialmente perigosos" (*high-alert medications*, em inglês) ou "de alta vigilância". Embora erros com esses medicamentos não sejam necessariamente os mais comuns, suas consequências podem ser extremamente graves, incluindo lesões permanentes ou até a morte.

Medicamentos de alerta incluem anestésicos intravenosos, bloqueadores neuromusculares, analgésicos opioides, anticoagulantes, medicamentos para pressão arterial, entre outros. Profissionais da área devem estar cientes dos riscos e adotar medidas para prevenir erros de medicação. É importante que as instituições de saúde estabeleçam e tornem pública a lista de medicamentos potencialmente perigosos, além de seguir as nove recomendações de segurança para prevenir erros de medicação e garantir a segurança do paciente (Quadro 1).

QUADRO 1 Recomendações de segurança para a prevenção de erros de medicação envolvendo medicamentos potencialmente perigosos

Implantar barreiras que reduzam, dificultem ou eliminem a possibilidade de erros.
Adotar protocolos elaborando documentos claros e detalhados para o uso de medicamentos potencialmente perigosos.
Revisar continuamente a padronização de medicamentos potencialmente perigosos para usos hospitalar e ambulatorial.
Reduzir o número de alternativas terapêuticas.
Centralizar os processos com elevado potencial de indução de erros.
Usar procedimentos de dupla checagem dos medicamentos.
Incorporar alertas automáticos nos sistemas informatizados.
Fornecer e melhorar o acesso à informação por profissionais de saúde e pacientes.
Monitorar o desempenho das estratégias de prevenção de erros utilizando indicadores.

Interações medicamentosas

A segurança do paciente está diretamente ligada à prevenção de interações medicamentosas. De acordo com um estudo recente publicado no *Journal of Clinical Pharmacy and Therapeutics*, interações medicamentosas são uma das causas mais comuns de efeitos adversos relacionados a medicamentos e podem levar a graves complicações clínicas, incluindo aumento da morbidade e mortalidade.

O recente artigo publicado na revista *Current Opinion in Anaesthesiology* também destaca a importância da monitorização constante dos efeitos adversos durante procedimentos anestésicos para prevenir interações medicamentosas. Os autores enfatizam a necessidade de um protocolo de segurança rigoroso para identificar e prevenir interações medicamentosas em pacientes sob anestesia.

Durante a consulta pré-operatória, é importante identificar medicamentos que possam interagir com os anestésicos, incluindo aqueles que afetam o sistema nervoso central e a coagulação sanguínea. Durante a anestesia, a combinação de medicamentos pode afetar a função cardiorrespiratória e a estabilidade hemodinâmica. No pós-operatório imediato, a combinação de analgésicos opioides com anestésicos deve ser monitorada cuidadosamente para evitar depressão respiratória e hipotensão.

Para minimizar o risco de interações medicamentosas, é fundamental que a equipe anestésica tenha conhecimento sobre a farmacologia dos medicamentos utilizados e as possíveis interações entre eles. Além disso, a equipe deve fazer uma avaliação cuidadosa da medicação prescrita pelo paciente antes da cirurgia, considerando as possíveis interações com os anestésicos. A comunicação entre a equipe médica, farmacêuticos e enfermeiros também é fundamental para garantir a segurança do paciente e prevenir interações medicamentosas indesejáveis.

ACOMPANHAMENTO E AVALIAÇÃO DA EFICÁCIA DAS PRÁTICAS DE SEGURANÇA MEDICAMENTOSA

A relação dos erros medicamentosos com óbitos em pacientes internados é bem demonstrada, porém esse fato ainda pode ser pior do que pensamos. A subnotificação e o dimensionamento não acurado dos casos geram o desconhecimento dos fatos pela alta governança, reduzindo recursos para tratar o problema, ocasionando danos sérios e irreparáveis, muitas vezes com sequelas.

A falta de adesão ao sistema de notificação local acontece por dois motivos principais: em primeiro, a cultura patológica de punição, em que o indivíduo, ao notificar, sente que pode estar ameaçado em sua função, por medo de represália, e acaba deixando de fazer o registro e até mesmo informar através do sistema específico, quando não os dois; em segundo lugar, muitos locais oferecem sistemas rudimentares e disfuncionais de notificação – estes, na maioria das vezes, têm um modo operante extremamente trabalhoso para o notificante. Algumas razões para a falha do sistema podem ser citadas, como a falta de checagem frequente, ambiguidade na definição de erro medicamentoso, *feedback* inexistente ou débil ao notificante e planos de ação superficiais que não se concretizam. Principais causas de subnotificação:

- Cultura punitiva (medo, falta de incentivo).
- Sobrecarga de trabalho.
- Falta de compreensão sobre erros.
- Complexidade no processo de notificação.
- Deficiência de incentivo.
- Falta de *feedback*.
- Ausência de ações sobre as notificações.

As oportunidades de melhoria dos sistemas resvalam na cultura já implementada no local, portanto há de se modificar a mentalidade dos colaboradores, estimulando-se uma cultura de segurança do paciente precisamente implantada, na qual não se fala em punição desnecessária. O aumento e a análise correta de notificações acerca de todos os eventos como quebras de protocolos, barreiras e potenciais danos são a chave para mitigar o problema[1,7].

A garantia de uma assistência qualificada e segura, o gerenciamento dos eventos notificados e a usabilidade de ferramentas de qualidade permitem a elaboração de um plano de ação envolvendo componentes não só operacionais, mas estratégicos e clínicos, tendo como centro do cuidado o paciente.

OUTRAS PRÁTICAS DE SEGURANÇA MEDICAMENTOSA

Simulação

O reconhecimento da simulação de situações como o futuro da educação no contexto perioperatório já é bem estabelecido, porém não tão bem disseminado e assimilado. Desde o desenvolvimento do primeiro manequim para simulação em anestesia em 1987 até a produção brasileira de simuladores e seu uso no gerenciamento de crises em anestesia, houve um enorme avanço na popularização do método. Ocorre que os centros de simulação ainda são financeiramente dispendiosos e demandam grande *expertise* dos coordenadores, instrutores e equipe associada, além de preparo com grande número de atores, uso de materiais e tecnologias avançadas[9,10].

Embora a maior utilização aconteça nos cenários assistenciais e em situações de gravidade, há um aumento no interesse em abordar cenas em que a segurança do paciente esteja em evidência. Obviamente, nesse contexto o processo trafega por várias esferas multidisciplinares, e os eventos podem ser produtos de acontecimentos multifatoriais. As situações simuladas propiciam ambiente único para o desenvolvimento individual e conjunto, pois a apresentação interativa de diferentes cenários torna possível gerar solidificações de condutas por meio de repetição, bem como variadas situações causadoras de erros e quebras sistemáticas de barreiras. Certamente há terreno para um *feedback* tão importante e único que norteará uma gama de ações de toda a equipe, gerando conclusões palpáveis para o entendimento dos erros[11].

Algo notório é a capacidade dos simuladores para testar as habilidades não técnicas, como comunicação, trabalho em equipe, inteligência intrapessoal ou liderança, senso situacional, trabalho com a equipe multidisciplinar, percepção do estresse e gerenciamento de tempo. No contexto da produção de qualidade e segurança ao paciente, essas habilidades tornam-se cada vez mais apreciadas, portanto é essencial aplicar ferramentas para avaliar, ensinar e transpor para situações reais um conjunto de habilidades que fazem toda a diferença na aplicabilidade dos protocolos de segurança.

SISTEMA DE IDENTIFICAÇÃO SEGURA DE MEDICAÇÕES

É imprescindível que cada local onde sejam realizadas anestesias conte com um método para reconhecer os remédios previamente à sua preparação ou administração, como um leitor de códigos de barras. Adicionalmente, é essencial que haja um recurso automatizado para dar *feedback*, auxiliar nas escolhas e registrar informações relevantes, como um sistema informatizado.

A identificação e rotulagem devem ocorrer em todos os medicamentos e os recipientes e linhas preparados ou administrados por anestesiologistas, inclusive infusões, seringas para uso no campo estéril, medicações em seringas que acompanharão os pacientes até outras áreas clínicas, linhas e cateteres.

Um recurso interessante é a identificação de medicações por etiquetas coloridas, confeccionadas em uma estação acoplada ao carrinho de medicações. Estas são geradas a partir da leitura do código de barras e atendem aos padrões estabelecidos por agências regulatórias. As etiquetas (Figura 2) mostram a identificação do fármaco e do profissional que fez a diluição, as concentrações usadas e as datas de diluição e expiração. Um código QR também é atribuído e ser utilizado por sistemas de identificação de medicação ou *softwares* para integração com registro eletrônico de anestesia ou auditorias de qualidade.

Algumas ações derivam do emprego de soluções tecnológicas, entre as quais estão alertas automáticos para doses incrementais ou de reforço de drogas, o uso de avisos sonoros e visuais, a aquisição de estações especializadas em identificações e dispensações de fármacos por compartimentalização em bandejas modulares com sistemas de inteligência artificial que ajudam nas checagens em tempo real e bombas inteligentes com a monitorização de doses em alça fechada.

CONSIDERAÇÕES FINAIS

A sensibilização de gestores e profissionais para a prática de segurança do paciente na atenção primária à saúde representa um dos desafios a serem superados. O fortalecimento da cultura de segurança entre os profissionais destaca-se como importante fator condicionador ao desenvolvimento institucional de estratégias para a melhoria da qualidade e redução de incidentes.

No processo de cuidado em saúde, o estabelecimento de corresponsabilidade e vínculos solidários com pacientes e seus familiares contribui para aprimorar a segurança do paciente. O fortalecimento do trabalho em equipe, a capacitação continuada de profissionais e a educação da população são estratégias necessárias para qualificar o uso dos medicamentos e fortalecer o Programa Nacional de Segurança do Paciente.

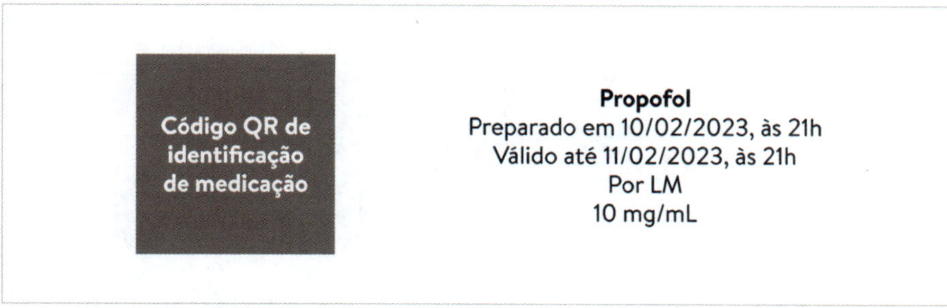

FIGURA 2 Exemplo de identificação do fármaco.

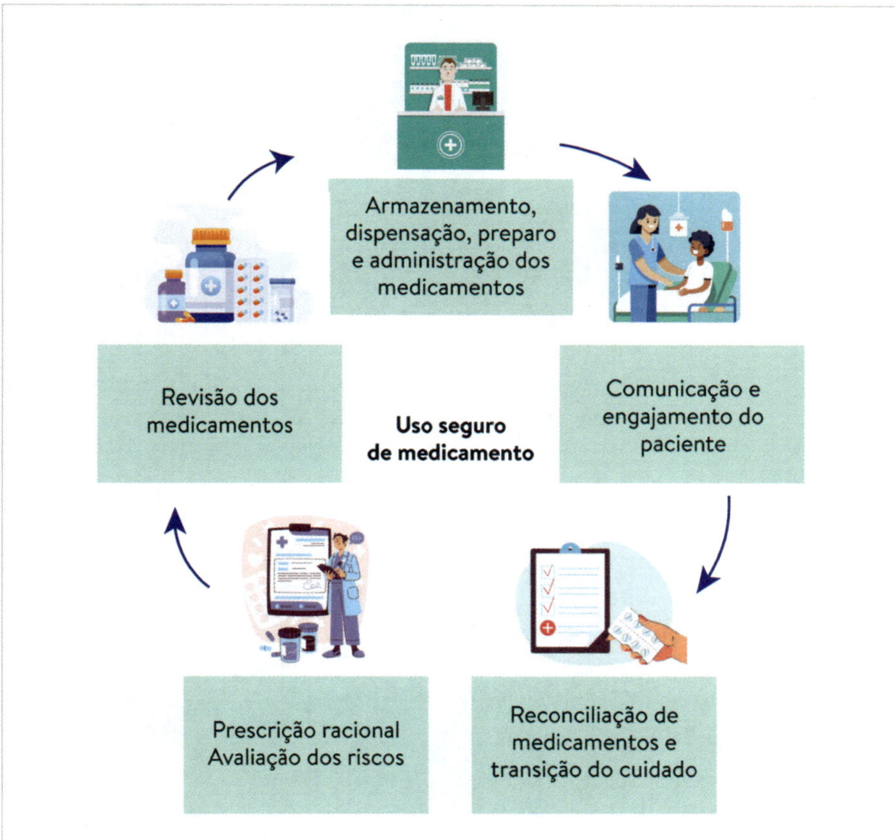

FIGURA 3 Uso seguro de medicamento.

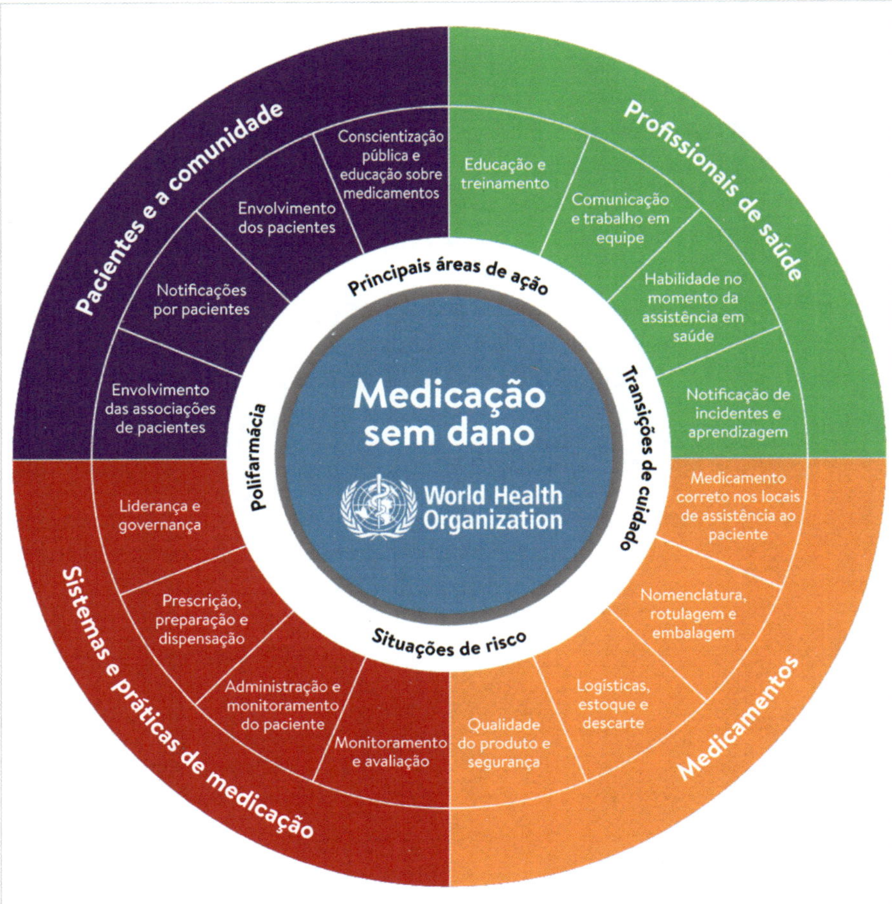

FIGURA 4 Medicação sem dano.
Fonte: World Health Organization, 2018.

REFERÊNCIAS BIBLIOGRÁFICAS

1. Alves MFT, Carvalho DS, Albuquerque GSC. Barriers to patient safety incident reporting by Brazilian health professionals: an integrative review. Cienc Saude Colet. 2019;24:2895-908.
2. Makary MA, Daniel M. Medical error—the third leading cause of death in the US. BMJ. 2016;353:i2139.
3. Scholliers A, Cornelis S, Tosi M, Opsomer T, Shaproski D, Vanlersberghe C, et al. Impact of fatigue on anaesthesia providers: a scoping review. Br J Anaesth. 2023;130(5):622-35.

4. Santos CO, Lazaretto FZ, Lima LH, Azambuja MS, Millão LF. Reconciliação de medicamentos: processo de implantação em um complexo hospitalar com a utilização de sistema eletrônico. Saúde Debate. 2019; 43(121):368-77.
5. Santos WP, Wilk MMGS. Contribuições da enfermagem perioperatória para segurança do paciente na sala cirúrgica: uma revisão integrativa. Res Soc Dev. 2023;12(2):e14712240089.
6. Kannampallil TG, Abraham J, Patel VL. Interventions to improve reporting of medication errors in hospitals: A systematic review and narrative synthesis. Res Social Adm Pharm. 2015;11(4):583-97.
7. Khalil H, Kynoch K, Hines S. Interventions to ensure medication safety in acute care. International Journal of Evidence-Based Healthcare. Int J Evid Based Healthc. 2020;18(2):188-211.
8. Higham H, Baxendale B. To err is human: use of simulation to enhance training and patient safety in anaesthesia. Br J Anaesth. 2017;119:i106-14.
9. Jelacic S, Bowdle A, Nair BG, Kusulos D, Bower L, Togashi K. A system for anesthesia drug administration using barcode technology: the codonics safe label system and smart anesthesia manage. Anesth Analg. 2015;121(2):410-21.
10. Mackay E, Jennings J, Webber S. Medicines safety in anaesthetic practice. BJA Education. 2019;19(5):151-7.
11. Dhawan I, Tewari A, Sehgal S, Sinha AC. Medication errors in anesthesia: unacceptable or unavoidable? Braz J Anesthesiol. 2017;67(2):184-92.

11

Perspectivas multidisciplinares: o papel do anestesiologista na prevenção da infecção do sítio cirúrgico

Gustavo Machado Colli

DESTAQUE DO TEMA

1. Prevenção de infecção do sítio cirúrgico (ISC), na visão do anestesiologista (grau de recomendação/nível de evidência):
   - Cessar de tabagismo de 4 a 6 semanas pré-operatórias.
   - Manter glicemia < 180 mg/dL (200 mg/dL se diabético) – IA.
   - Manter normotermia (acima de 36°C) – IA.
   - Garantir hemodinâmica e oferta tecidual de oxigênio adequada.
   - Realizar protocolo completo de antibioticoprofilaxia cirúrgica (princípio ativo, dose, horário, repique e duração corretos) – IB.
   - Tricotomia apenas quando necessária e com tricotomizador – IA.
   - Preparo da pele com degermação e antissepsia adequados – IA.
   - Realizar higiene das mãos nos cinco momentos preconizados – IA/IB.
   - Manter área de trabalho anestésica limpa e organizada.
   - Utilizar duas luvas para intubação.
   - Minimizar o trânsito de pessoas dentro da sala cirúrgica.
   - Aderir aos *checklists* de inserção de dispositivos invasivos.
   - Participar ativamente da gestão dos dados de ISC e elaboração dos planos de ação.

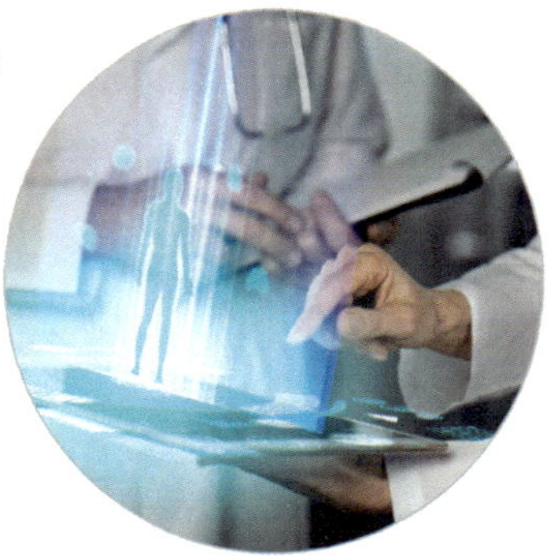

INTRODUÇÃO

As infecções perioperatórias são eventos com grande impacto aos pacientes e ao sistema de saúde como um todo. Nas últimas décadas, apesar do desenvolvimento tecnológico, da produção e disseminação de conhecimento, a taxa de infecção nos pacientes operados não obteve melhora significativa. Ademais, estima-se que 60% dessas infecções sejam preveníveis[1], o que torna a discussão sobre o assunto ainda mais relevante e urgente.

Entre as infecções do período perioperatório, as mais comuns são as infecções do sítio cirúrgico (ISC). Elas representam 38% das infecções perioperatórias, causam 77% da mortalidade nesse período e são o segundo evento adverso mais comum em pacientes cirúrgicos, atrás apenas de sangramento[2] (Figura 1). As ISC respondem por 14% a 20% de todas as infecções relacionadas à assistência à saúde (IRAS)[3].

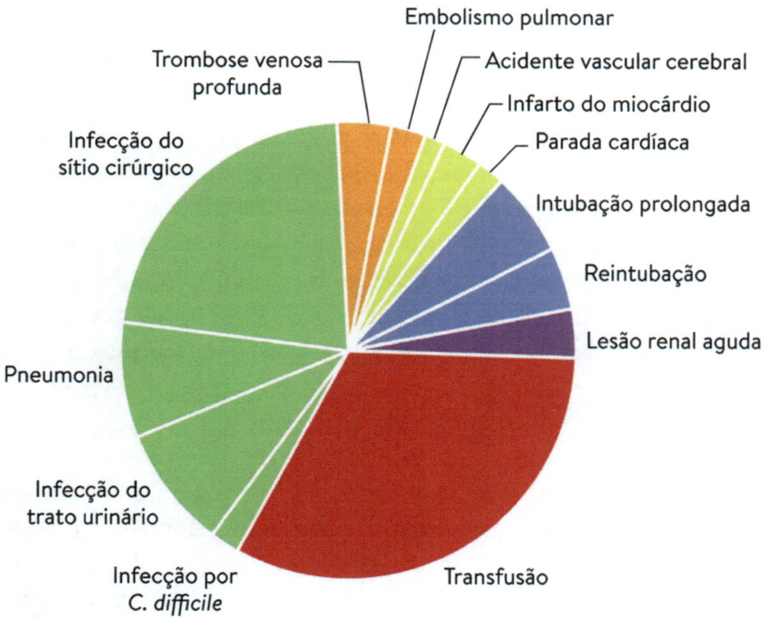

FIGURA 1 Frequência relativa de eventos adversos perioperatórios do National Surgical Quality Improvement Program (NSQIP). IRAS (em verde) é a classe de complicações pós-operatórias mais comum pelo NSQIP do Colégio Americano de Cirurgiões, liderada pela ISC, segunda causa mais frequente entre os eventos adversos, perdendo apenas para o sangramento.

Fonte: Long et al., 2022[2].

A ISC é a IRAS com maior impacto financeiro. De acordo com os CDC (Centers for Disease Control and Prevention), para cada caso de ISC nos Estados Unidos, são gastos cerca de 20 mil dólares a mais do que nos pacientes submetidos à mesma cirurgia que não tiveram infecção[1,4]. O total anual com ISC chega a 3,3 bilhões de dólares naquele país.

O impacto de uma ISC é devastador. Para uma mesma cirurgia, em média, um paciente com ISC tem:

- Duas vezes mais risco de mortalidade[2].
- Duas vezes mais risco de reabordagem cirúrgica[2].
- Seis vezes mais risco de readmissão hospitalar[2].
- 1,6 vez mais de risco de internação no centro de terapia intensiva (CTI).
- De 9 a 10 dias a mais no tempo médio de permanência hospitalar[5].
- 5 mil a 20 mil dólares de incremento de custo de internação[4].

O peso das ISC é tão relevante que várias instituições têm programas e diretrizes específicos para prevenção de ISC, como a Organização Mundial da Saúde (OMS), o American College of Surgeons, os CDC, o NICE (National Institute for Health and Care Excellence), Joint Commission, entre outros.

A prevenção da ISC deve ser um esforço multidisciplinar, e o anestesiologista é responsável por várias etapas do processo, direta ou indiretamente. Assumir seu papel de liderança para promover qualidade aos pacientes cirúrgicos é fundamental.

A estratégia de prevenção de ISC consiste em desenhar processos para controle de fatores de risco e promoção de boas práticas baseadas em evidências. O resultado desse esforço pode ser medido pela taxa de ISC em cirurgia limpa. O objetivo deste conteúdo é trazer as recomendações assistenciais para o anestesiologista na prevenção da ISC e orientações para a gestão estratégica de prevenção.

DEFINIÇÃO

Os CDC padronizaram as ISC como superficiais, profundas ou com acometimento de órgãos ou cavidade. A Agência Nacional de Vigilância Sanitária (Anvisa) segue a mesma classificação[6,7].

A ISC superficial se limita a pele e tecido subcutâneo da incisão cirúrgica e aparece em até 30 dias de pós-operatório. A profunda envolve fáscias, músculos e, geralmente, tem características típicas de infecção, como saída de secreção purulenta ou formação de abscesso, além de ser identificada até 30 a 90 dias após a cirurgia ou 1 ano se houver implantes. Já a ISC com acometimento de órgãos ou cavidade abrange qualquer parte do corpo manipulada durante o ato cirúrgico que não sejam pele, tecido subcutâneo, fáscia e músculo. Esta última também respeita o critério temporal de até 30 a 90 dias de pós-operatório ou 1 ano se houver implantes.

Para fechar o diagnóstico de ISC, além da definição por planos anatômicos acometidos e temporal, ao menos um dos parâmetros do Quadro 1 precisam estar presentes.

QUADRO 1 Infecção de sítio cirúrgico

Definição de planos anatômicos acometidos (superficial, profunda ou com acometimento de órgão/cavidade) e temporal mais ao menos 1 dos seguintes:

Superficial	Profunda	Acometimento de órgão/cavidade
Drenagem purulenta da incisão superficial	Drenagem purulenta da incisão profunda	Drenagem purulenta por dreno colocado em espaço ou órgão
Cultura positiva da secreção ou fragmento ou fluido	Deiscência parcial ou total da ferida operatória (ou abertura pelo cirurgião)	Cultura positiva da secreção ou órgão obtidos assepticamente
Sinais ou sintomas infecciosos: dor, sensibilidade, calor, hiperemia ou edema	Abscesso ou evidência de infecção que envolva planos profundos	Abscesso ou evidência de infecção que envolva órgão ou espaço

FATORES DE RISCO

Vários são os fatores que imputam risco ao paciente para adquirir uma ISC. Sobre alguns, temos pouca ou nenhuma ação, ou ainda são necessários ou inerentes ao procedimento. São eles: extremo de idade, tempo de internação prolongado, transfusão perioperatória, cirurgia em caráter emergencial, duração da cirurgia, mais de uma intervenção cirúrgica, criação de estomias, presença de drenos e sondas cirúrgicas, resposta imune alterada, uso crônico de corticoides ou outros imunossupressores (que devem ser suspensos se possível), ASA III ou maior, obesidade, doença pulmonar obstrutiva crônica e desnutrição (hipoalbuminemia). Dentre estes, destaca-se o tempo de duração da cirurgia como fator de risco independente. Estudo em artroplastia de quadril evidenciou 2,5 vezes mais ocorrência de ISC nos procedimentos com duração acima do percentil 75[8]. Deve-se ter o conhecimento destes, porém focaremos nos fatores de riscos que podem ser mais facilmente mitigados, contribuindo para a segurança e qualidade do procedimento.

Didaticamente podemos dividir os fatores de risco modificáveis em uma matriz, onde em um eixo classificamos como relacionados ao paciente, ao tipo de cirurgia (ou ambiente cirúrgico) ou à equipe assistencial, e no outro eixo ao momento de atuação, se pré-, intra ou pós-operatório. O controle desses fatores de risco é o ponto central para a prevenção de ISC.

QUADRO 2 Fatores de risco modificáveis para infecção do sítio cirúrgico

	Relacionados ao paciente	Relacionados à cirurgia ou ao ambiente cirúrgico	Relacionados à equipe assistencial
Pré-operatório	Tabagismo	Processamento de material cirúrgico	
	Carreador nasal de *Staphylococcus aureus*		
	Infecções coexistentes		
Intraoperatório	Hiperglicemia	Profilaxia antimicrobiana	Higienização das mãos
	Hipotermia	Tricotomia pré-operatória	Organização e limpeza da área de trabalho do anestesiologista
	Hipoxemia e hipoperfusão tecidual	Antissepsia da pele	Qualidade e duração da escovação cirúrgica das mãos
		Ventilação da sala cirúrgica	Trânsito na sala cirúrgica
		Manutenção da barreira estéril no campo cirúrgico	Inserção de dispositivos invasivos (cateter central, arterial, sonda vesical)
Pós-operatório	Obs.: continuidade dos cuidados relacionados a perfusão e oxigenação tecidual, hipotermia e hiperglicemia		Manutenção de profilaxia antimicrobiana
			Manejo de drenos, sondas e curativo de ferida operatória

Tabagismo

O cigarro está associado ao aumento da incidência de ISC por vários mecanismos que levam a diminuição da oferta de oxigênio tecidual, entre eles vasoconstrição, diminuição do transporte de nutrientes e alteração da resposta imunológica.

Recomenda-se interromper o consumo do cigarro de 4 a 6 semanas antes de procedimentos eletivos[9], especialmente em cirurgias com implante de material ou outros fatores de risco envolvidos, como tempo cirúrgico prolongado, pacientes obesos e/ou idosos, prováveis variações hemodinâmicas etc. Pastilhas, gomas de mascar e adesivos de nicotina podem ser utilizados nesse período. Não há robustez literária para suportar a interrupção do uso de cigarros eletrônicos para prevenção de ISC, porém é recomendada por especialistas[9].

Carreador nasal de *Staphylococcus aureus*

A prevalência de pacientes colonizados por *Staphylococcus aureus* resistente à meticilina (MRSA) aumentou drasticamente nas últimas décadas. A presença dessa cepa é associada a maiores incidências de ISC tanto por MRSA quanto por germes sensíveis. Tais dados apontam para a necessidade de protocolos de descolonização, porém não de rotina. As diretrizes suportam a aplicação do protocolo apenas para cirurgias cardíacas e artroplastias (recomendação/nível de evidência: IA), que consiste em quatro etapas: *screening*, descolonização, precauções de contato no hospital e inclusão de vancomicina na antibioticoprofilaxia da indução anestésica. Ressalte-se que os trabalhos mostram redução na incidência de ISC apenas quando houve adesão aos quatro passos do protocolo.

A descolonização deve ser feita com mupirocina 2% nasal[1] 2 x/dia nos 5 dias antecedentes à cirurgia e banho com clorexidina degermante 2% 5, 3 dias antes e na véspera da cirurgia. A aplicação do protocolo para outros tipos de cirurgia não é indicada, pelo risco de desenvolvimento de resistência antimicrobiana.

Infecções coexistentes

A suspeita ou confirmação de infecção vigente em paciente agendado para cirurgia eletiva leva à recomendação do adiamento do procedimento e tratamento prévio da infecção antes do reagendamento, independentemente se a infecção abrange ou não a área a ser operada[10].

Hiperglicemia

A hiperglicemia diminui a eficiência do sistema imune, pois dificulta a quimiotaxia e a fagocitose e aumenta a produção de espécies reativas de oxigênio, ácido graxo livre e mediadores inflamatórios[11]. Logo, quanto maiores os níveis de glicemia, maiores as incidências de ISC tanto em diabéticos como em não diabéticos, em uma relação quase linear[11] (Figura 2). A recomendação atual é manter níveis glicêmicos abaixo de 180 mg/dL a não diabéticos e 200 mg/dL a diabéticos em todo o período perioperatório (recomendação/nível de evidência: IA)[10-12]. Estudos sinalizam que o ideal possa ser ainda mais baixo (150 mg/dL)[9,11].

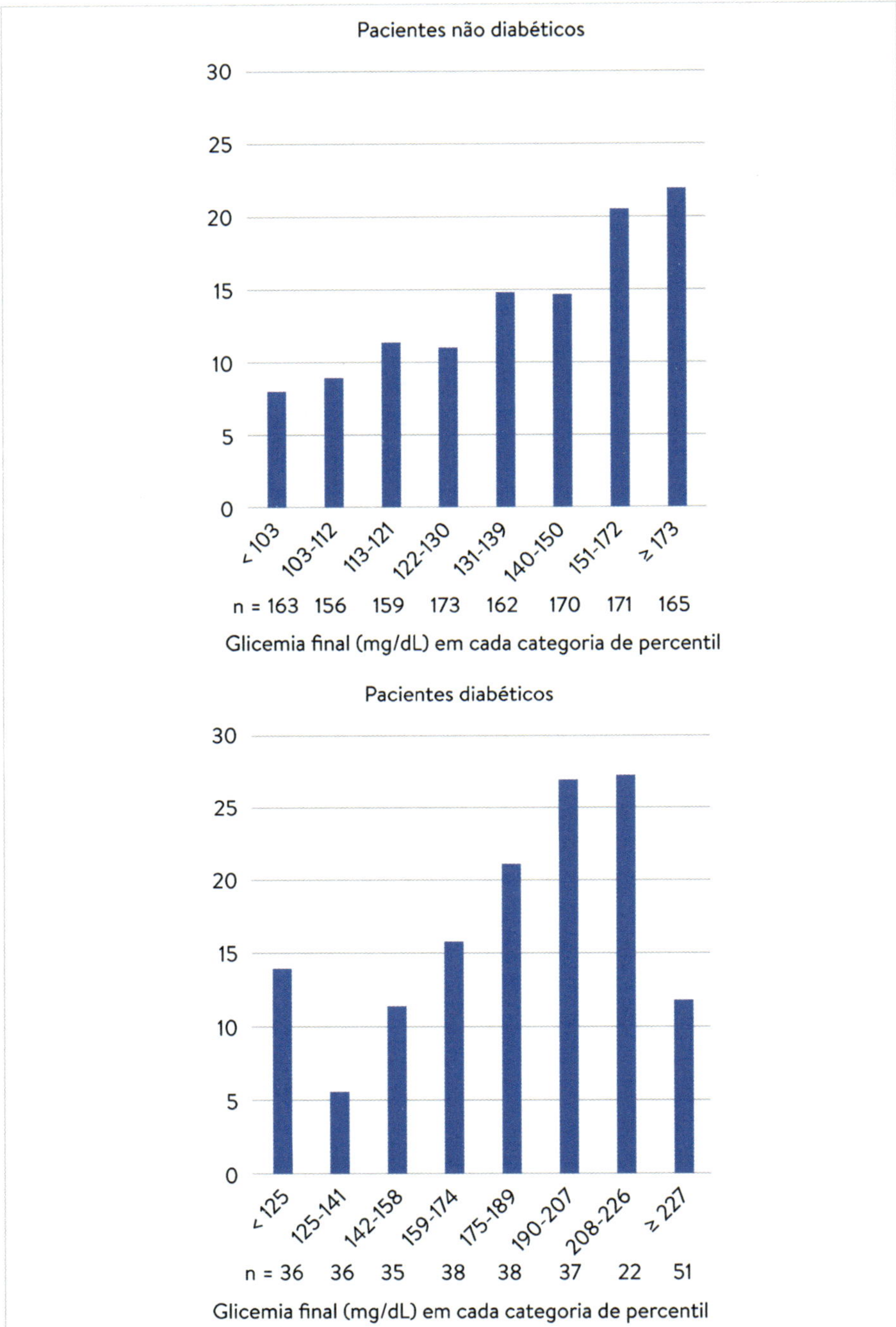

FIGURA 2 Taxa de infecção do sítio cirúrgico de acordo com concentração de glicose sérica em não diabéticos e diabéticos.

Fonte: Yoneda et al., 2020[11].

Hipotermia

A manutenção da normotermia no período perioperatório reduz a incidência de ISC tanto quanto a antibioticoprofilaxia cirúrgica, ou até mais, porém não é tão valorizada (recomendação/nível de evidência: IA)[9,12]. Pacientes normotérmicos em cirurgias contaminadas (colorretais) ou limpas (cirurgia de mama, herniorrafias e varicocele) tiveram menor incidência de ISC que os grupos-controles[3]. A temperatura central abaixo de 36°C impacta o sistema imune de diversas formas, dificultando a migração de leucócitos, a fagocitose por neutrófilos e a produção de citocinas[3].

Assim como outros fatores de risco, o efeito protetor da normotermia é alcançado com a adesão a *bundle* padronizado (recomendação/nível de evidência: IA), que inclui aumento da temperatura da sala cirúrgica (antes da entrada do paciente e manter entre 18°C e 22°C no intraoperatório), uso de soluções intravenosas aquecidas e sistema de aquecimento por ar forçado. O monitoramento adequado e o registro da temperatura central do paciente na ficha anestésica são obrigatórios.

Hipoxemia e hipoperfusão tecidual

O sistema imune, como qualquer outra atividade celular, depende da oferta adequada de oxigênio tecidual. Desbalanços entre oferta (DO_2) e demanda (VO_2) de oxigênio, independentemente da causa, impactam o metabolismo celular e a eficiência do sistema imune. Por isso, é fundamental garantir oxigenação e perfusão teciduais ótimas através da manutenção da hemodinâmica do paciente durante o perioperatório, também a fim de reduzir a incidência de ISC. Em cirurgias maiores, devem ser empregadas terapias guiadas por metas e a monitorização hemodinâmica avançada, com mensuração de débito cardíaco (DC), saturação venosa mista (SvO_2) ou central de oxigênio ($SvcO_2$) e variação de volume sistólico (VVS)[1,13].

PROFILAXIA ANTIMICROBIANA

O uso correto de antibiótico profilático é ponto central deste tema. Trabalhos apontam para a necessidade de garantir a completude dessa recomendação, ou seja, que o antibiótico correto para a cirurgia certa seja administrado na dose adequada, no momento oportuno e tenha repique e duração pós-operatória feitos de acordo com o preconizado (recomendação/nível de evidência: IB).

O impacto do não cumprimento de uma ou algumas dessas premissas é bastante prejudicial ao paciente. Antibiótico infundido após a incisão cirúrgica aumenta em quase seis vezes o risco de ISC, e, por outro lado, quando essa droga é administrada mais de 120 minutos antes da incisão, aumenta em quase sete vezes o risco[3]. Portanto, a recomendação atual é que o antibiótico seja administrado dentro dos 60 minutos que antecedem a incisão, exceto para vancomicina e fluoroquinolonas, que devem se iniciar 2 horas antes da incisão. Instituição de cirurgia cardíaca reduziu a incidência de ISC de 3,8% para 1,4% "apenas" determinando que a administração fosse feita dentro da sala cirúrgica[3], uma vez, que quando era feita fora do bloco cirúrgico, viam-se mais casos em que o tempo entre a infusão do antibiótico e a incisão ultrapassava 60 minutos.

O repique deve acontecer após intervalo igual a duas vezes o tempo de meia-vida do antimicrobiano e se a incisão cirúrgica estiver aberta, ou seja, não é necessário repicar caso a cirurgia já tiver sido encerrada, porém o paciente permaneça em sala cirúrgica por qualquer motivo. Quedas abruptas do nível sérico da droga indicam a antecipação do repique, como o aumento do volume de distribuição (circulação extracorpórea) ou sangramento importante (maior que 1,5 L).

A manutenção do antibiótico profilático no período pós-operatório não deve ser superior a 24 horas, exceto em cirurgias cardíacas, quando pode ser estendido a 48 horas. A presença de dreno não justifica a manutenção pós-operatória do antibiótico além das 24 ou 48 horas (recomendação/nível de evidência: IA)[12].

Para orientar e facilitar a adesão à antibioticoprofilaxia cirúrgica, os hospitais devem escrever e divulgar protocolos claros, garantir a disponibilidade da droga correta para cada tipo de cirurgia dentro da sala cirúrgica, utilizar o *checklist* de cirurgia segura preconizado pela OMS, realizar auditoria da adesão ao pacote da antibioticoprofilaxia cirúrgica e criar planos de ação para corrigir desvios. O anestesiologista, como integrante da equipe cirúrgica e, algumas vezes, no papel de gestor do bloco cirúrgico, deve fazer parte de todas as etapas desse gerenciamento.

O registro adequado na ficha anestésica da droga, dose, horário de infusão, repique, horário de início e fim da cirurgia são fundamentais para a análise de adesão e cumprimento do protocolo de antibioticoprofilaxia cirúrgica. Esses dados, assim como a taxa de ISC em cirurgia limpa, devem ser devolvidos periodicamente aos anestesiologistas para conhecimento e conscientização.

TRICOTOMIA PRÉ-OPERATÓRIA

A tricotomia deve ser feita apenas quando necessária. O método deve ser, preferencialmente, o tricotomizador[9] (recomendação/nível de evidência: IA), mas estudos não mostram diferença entre este e métodos depilatórios. No entanto, o uso de lâmina é formalmente contraindicado. O momento indicado é imediatamente antes da cirurgia, porém estudos não mostraram diferença entre pacientes tricotomizados no dia ou na véspera da cirurgia. Provavelmente o fator mais importante seja a qualidade da tricotomia, e não o momento.

PREPARO E ANTISSEPSIA DA PELE

O preparo da pele para a incisão é etapa crítica do processo. A recomendação geral é banho pré-operatório na véspera ou no dia da cirurgia, porém não há diferença entre a utilização de sabão comum ou antimicrobiano (recomendação/nível de evidência: IB)[12]. O uso de clorexidina degermante 2% é recomendado apenas nos protocolos de descolonização de pacientes sabidamente colonizados com MSRA ou MSSA (*Staphylococcus aureus* sensível à meticilina), quando trabalhos apontam para o banho com esta solução 5, 3 dias antes e na véspera da cirurgia.

Na sala de cirurgia, deve-se proceder à degermação do sítio cirúrgico com degermante, com remoção da espuma e sujidade com compressa estéril, seguida da antissepsia com solução alcoólica e secagem espontânea (recomendação/nível de evidência: IA). O uso de adesivos com ou sem antibiótico não mostrou efeito protetor para ISC[9].

VENTILAÇÃO DA SALA CIRÚRGICA

As salas cirúrgicas devem ter sistema de refrigeração com filtro do ar com alta eficiência na separação de partículas (HEPA) e pressão positiva que garanta de 15 a 20 trocas de ar por hora (recomendação/nível de evidência: IB). Estudos com uso de fluxo laminar não observaram diminuição nas taxas de ISC.

HIGIENE DAS MÃOS E ESCOVAÇÃO CIRÚRGICA DAS MÃOS

Apesar de simples e reconhecida como fundamental para evitar infecções relacionadas à assistência à saúde, a higienização das mãos é banalizada pelo *staff* hospitalar, notadamente pelos médicos. Estudos mostram que a maior fonte de contaminação por *Enterococcus* são as mãos da equipe assistencial. Esse germe é o segundo maior causador das infecções adquiridas em ambiente hospitalar[14].

Quando o assunto é higiene das mãos, os anestesiologistas fazem a diferença que não gostariam de fazer, ou seja, falham em lavar as mãos[3]. *Gaps* conceituais e falta de hábito são observados e sugerem ações educacionais baseadas nos fundamentos do controle de infecção[14]. As diretrizes da OMS com os 5 momentos para higienização das mãos devem ser colocadas em prática (recomendação/nível de evidência: IA ou IB, a depender do momento de higienização). Recomenda-se higienizar as mãos oito vezes a cada hora durante a prática anestésica[15].

Os profissionais que compõem o campo cirúrgico devem fazer escovação com técnica e tempo adequados com produtos à base de álcool ou solução antisséptica cirúrgica e secagem espontânea (recomendação/nível de evidência: IB). Unhas devem ser aparadas, e qualquer tipo de adorno, retirado (recomendação/nível de evidência: II).

ORGANIZAÇÃO, LIMPEZA E EXECUÇÃO DO TRABALHO DO ANESTESIOLOGISTA

A atividade do anestesiologista pode ser comparada a um *pit stop* da Fórmula 1. Em poucos minutos, esse profissional realiza com exatidão vários procedimentos, sejam eles sobre o paciente, como punções e intubação ou não, aspiração e diluição de drogas, checagem de equipamentos etc. E na próxima anestesia, repete grande parte deles. A organização do ambiente e sistematização da rotina são cruciais para atingir a alta *performance*.

Manter a área de trabalho limpa e organizada é mandatório. Sem desconsiderar a importância de melhorar a higiene das mãos, a maior parte das transmissões de microbianos não se dá através das mãos do *staff* hospitalar, mas sim de superfícies contaminadas, principalmente por *Staphylococcus aureus*[14].

Estudos mostram que utilizar dupla luva para intubação, retirando o par de luvas externos logo após o procedimento, diminui a contaminação da área de trabalho do anestesiologista[14]. Essa rotina foi amplamente difundida durante a pandemia por SARS-CoV-2, porém foi abandonada indevida e gradativamente. Estudos classificam a contaminação da área de trabalho do anestesiologista como causa-raiz de infecções pós-operatórias.

De modo geral, o anestesiologista atribui ao cirurgião grande parte da responsabilidade por um evento de infecção no pós-operatório, independentemente se seja ISC, infecções primárias da corrente sanguínea (IPCS) ou outra infecção relacionada à assistência à saúde. Tende-se a não considerar contaminação de *hubs* de vias injetoras, deixar agulhas desencapadas, uso de máscara abaixo do nariz, uso de adornos, entre outros, como fatores contribuintes. É preciso mudar esse conceito. A exemplo, estudo mostra que, após 6 minutos em um ambiente de anestesia simulada, 100% dos *hubs* de vias injetoras foram contaminados pelos anestesiologistas[14].

Outra ação a ser incorporada é a substituição de equipos e extensores utilizados para infusão contínua de propofol. Após 24 horas do término da infusão, essas vias têm incidência de contaminação 10 vezes superior a equipos que não receberam infusão de propofol. Passadas 48 horas, apresentam 100 vezes mais contaminação. Portanto, antes de encaminhar um paciente à sala de recuperação pós-anestésica (SRPA) ou CTI, essas vias devem ser substituídas e descartadas[14].

TRÂNSITO DA SALA CIRÚRGICA

A permanência de pessoas dentro da sala cirúrgica deve se restringir às pessoas diretamente envolvidas no procedimento. A porta da sala deve permanecer fechada, e materiais estranhos à cirurgia devem permanecer do lado de fora, como bolsas, mochilas, alimentos, bebidas etc.

INSERÇÃO DE DISPOSITIVOS INVASIVOS

Nas últimas décadas, a terapia intensiva viu suas taxas de IPCS, pneumonia associada à ventilação mecânica (PAV) e infecções do trato urinário (ITU) despencar com a adoção de *bundles* para inserção e manutenção de dispositivos invasivos. Porém, esse esforço não ultrapassou as portas dos centros cirúrgicos como deveria. Grande parte dos centros cirúrgicos do Brasil ainda assiste a anestesiologistas e cirurgiões realizarem inserção de cateter venoso central, cateter arterial, entre outros, sem paramentação completa, sem degermação da pele antes da antissepsia, sem a correta escovação cirúrgica das mãos, entre outras ações não recomendadas pelas melhores práticas.

A adoção do *checklist* de inserção de cateter venoso central do CTI para o centro cirúrgico[16], assim como evitar a utilização do acesso femoral e a manipulação estéril de conectores e *hubs* das linhas venosas e arteriais, são ações simples, pouco onerosas, que demandam pouco tempo e treinamento, mas que geram grande impacto na prevenção de ISC e das IPCS[3].

CUIDADO COM DRENOS, SONDAS E CURATIVO DE FERIDA PÓS-OPERATÓRIA

O manejo de sondas, drenos e ferida pós-operatória deve ser sempre precedido da higienização das mãos e ser executado de maneira estéril nas primeiras 24 a 48 horas (recomendação/nível de evidência: IB). Recomenda-se o uso apenas de solução salina 0,9% para limpeza ou auxílio na retirada de adesivos.

PAPEL DO ANESTESIOLOGISTA COMO GESTOR

O anestesiologista atua frequentemente como gestor, seja no bloco cirúrgico, na direção técnica, gerência médica ou na alta administração do hospital. Dessa forma, além da atividade assistencial, ele deve se envolver e dividir responsabilidade sobre os processos de prevenção de ISC. A taxa de ISC em cirurgia limpa deve ser um indicador gerenciado.

Coordenação médica e de enfermagem do bloco cirúrgico, juntamente com a alta administração, o setor de qualidade e o serviço de controle de infecções relacionadas à assistência à saúde (SCIRAS), devem controlar o processo da central de material e esterilização que supre o centro cirúrgico, assegurando o correto processamento, armazenamento e, em alguns casos, transporte do instrumental, gerir o controle de materiais consignados, medicações especiais e implantáveis, supervisionar o serviço entregue pela farmácia-satélite do centro cirúrgico, entre outras.

A criação de time cirúrgico multidisciplinar atuante é caminho infalível na prevenção de ISC. Ele deve promover educação continuada, realizar coleta de dados e análise crítica dos resultados, contribuir com auditorias (como no caso de higiene de mãos, uso de adornos, escovação cirúrgica adequada e *checklist* de inserção de cateter central), discutir eventos e notificações, analisar oportunidades de melhoria e elaborar, implementar e acompanhar planos de ação.

Uma das etapas mais importantes é a coleta de dados. São muitas as fontes: prontuário médico, avaliação pré-anestésica, ficha anestésica, descrição cirúrgica, anotação de sala cirúrgica da enfermagem, contato pós-operatório com os pacientes para triagem de sinais e sintomas e conhecer desfechos etc. A estratégia de coleta deve ser cuidadosa, visando tanto à confiabilidade do dado quanto à facilidade de *input*.

Cabe à alta administração criar metodologias para incentivar e engajar colaboradores e equipe médica na participação dos assuntos referentes à qualidade e segurança, assim como reforçar os valores da instituição e encorajar a liderança. A gestão amplia a visão para além do momento cirúrgico e da SRPA, propiciando o entendimento de toda a jornada do paciente e os riscos nela envolvidos. Assim, o anestesiologista contribui sobremaneira para tornar os hospitais cada vez mais seguros e entregar um serviço de excelência com sustentabilidade.

CONSIDERAÇÕES FINAIS

As recomendações para prevenção de ISC são muitas, e algumas ainda carecem de nível de evidência mais robusto para embasá-las. Por isso, instituições como o Institute of Healthcare Improvement (IHI) sugerem a priorização de algumas delas para que sejam cumpridas: normotermia (IA), controle de hiperglicemia (IA), adesão ao pacote de antibioticoterapia (IB) e tricotomia de forma adequada (IA). Garantindo esses quatro pontos para todos os pacientes, obtém-se melhora significativa na redução de ISC.

O futuro do mercado da saúde aponta cada vez mais para a corresponsabilidade pelos custos em eventos adversos e para a análise de *performance* e adesão às recomendações de boas práticas. A fim de alcançar melhorias sustentáveis relacionadas às ISC, é necessário o envolvimento de todo o time perioperatório no compartilhamento das responsabilidades. Atribuir um evento tão danoso e multifatorial como é a ISC a uma classe, pessoa ou processo é ingenuidade. Esperar evolução significativa advinda de esforços de prevenção isolados é irresponsabilidade. Cada profissional deve zelar pelas ações de todo o time.

REFERÊNCIAS BIBLIOGRÁFICAS

1. Spruce L. Back to basics: preventing surgical site infections. AORN J. 2014;99(5):600-8; quiz 609-11.
2. Long DR, Alverdy JC, Vavilala MS. Emerging paradigms in the prevention of surgical site infection: the patient microbiome and antimicrobial resistance. Anesthesiology. 2022;137(2):252-62.
3. Forbes SS, McLean RF. Review article: the anesthesiologist's role in the prevention of surgical site infections. Can J Anaesth. 2013;60(2):176-83.
4. Zimlichman E, Henderson D, Tamir O, Franz C, Song P, Yamin CK, et al. Health care-associated infections: a meta-analysis of costs and financial impact on the US health care system. JAMA Intern Med. 2013;173(22):2039-46.
5. Bagdasarian N, Schmader KE, Kaye KS. The epidemiology and clinical impact of surgical site infections in the older adult. Curr Transl Geriatr and Exp Gerontol Rep. 2013;2:159-66.
6. Centers for Disease Control and Prevention. National Healthcare Safety Network. Surgical Site Infection Event (SSI). 2023.
7. Brasil. Agência Nacional de Vigilância Sanitária. Gerência Geral de Tecnologia em Serviços de Saúde e Gerência de Investigação e Prevenção das Infecções e dos Eventos Adversos. Sítio cirúrgico: critérios nacionais de infecção relacionada à assistência à saúde. Brasília: Anvisa; 2009.
8. van Kasteren ME, Manniën J, Ott A, Kullberg BJ, de Boer AS, Gyssens IC. Antibiotic prophylaxis and the risk of surgical site infections following total hip arthroplasty: timely administration is the most important factor. Clin Infect Dis. 2007;44(7):921-7.
9. Ban KA, Minei JP, Laronga C, Harbrecht BG, Jensen EH, Fry DE, et al. American College of Surgeons and Surgical Infection Society: surgical site infection guidelines, 2016 Update. J Am Coll Surg. 2017;224(1):59-74.
10. Institute for Healthcare Improvement. How-to-guide: prevent surgical site infections. 2012.
11. Yoneda A, Takesue Y, Takahashi Y, Ichiki K, Tsuchida T, Ikeuchi H, et al. Improvement in hyperglycemia prevents surgical site infection irrespective of insulin therapy in non-diabetic patients undergoing gastrointestinal surgery. World J Surg. 2020;44(5):1450-8.
12. Berríos-Torres SI, Umscheid CA, Bratzler DW, Leas B, Stone EC, Kelz RR, et al. Centers for Disease Control and Prevention guideline for the prevention of surgical site infection, 2017. JAMA Surg. 2017;152(8):784-91.
13. World Health Organization. Global guidelines for the prevention of surgical site infection. Genebra: WHO; 2018.
14. Shafer SL. Making a difference in perioperative infection. Anesth Analg. 2015;120(4):697-9.

15. Charnin JE, Hollidge M, Bartz R, Chappell D, Tan JM, Hellman M, et al. A best practice for anesthesia work area infection control measures: what are you waiting for? APSF Newsletter. 2022;37:103-6.
16. Gifford C, Christelis N, Cheng A. Preventing postoperative infection: the anaesthetist's role. Cont Educ Anaesth Crit Care Pain. 2011;11(5):151-6.
17. Surgical site infections: prevention and treatment. Londres: National Institute for Health and Care Excellence (NICE); 2020.

Perspectivas multidisciplinares: lista de verificação cirúrgica e a prática anestésica

Regiane Xavier Dias
Guilherme Henryque da Silva Moura

DESTAQUE DO TEMA

1. A contextualização da segurança em procedimentos cirúrgicos, a origem e o propósito da lista de verificação da Organização Mundial da Saúde (OMS), as diferentes áreas da equipe e a atuação integrada do anestesiologista.
2. Definição de equipe multidisciplinar, a importância da colaboração entre cirurgiões, anestesiologistas, equipe de enfermagem, instrumentadores e a cultura de segurança como construção coletiva.
3. Explicação detalhada sobre o *checklist* (*Sign In*, *Time Out*, *Sign Out*), os participantes de cada etapa e a integração entre áreas e seus papéis na checagem dos itens.
4. Responsabilidades específicas durante o *checklist*, comunicação com enfermagem e cirurgia sobre riscos anestésicos, jejum, alergias e os desafios encontrados na prática diária.
5. Barreiras multidisciplinares na aplicação do *checklist*: treinamentos, comunicação, engajamento e propostas de solução.
6. Benefícios do *checklist* sob uma ótica integrada: redução de erros evitáveis,

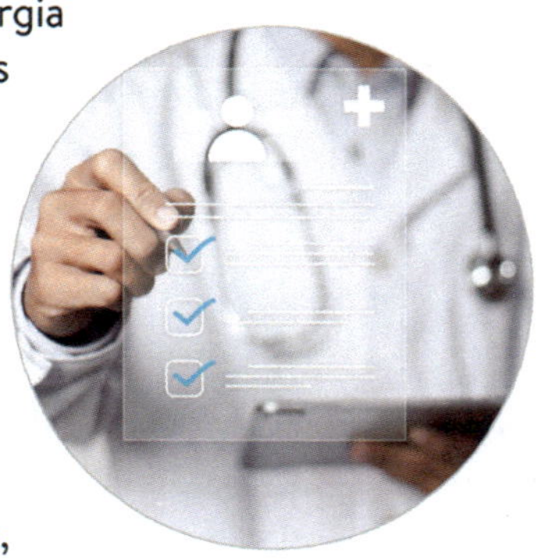

melhora na comunicação e entrosamento da equipe, resultados clínicos positivos (complicações, mortalidade, satisfação do paciente).

7. A reafirmação da importância do envolvimento multidisciplinar, o papel de liderança e a mediação do anestesiologista.

INTRODUÇÃO

A segurança do paciente tornou-se um tema central e um dos pilares fundamentais na gestão da qualidade em saúde a partir da identificação crescente de eventos adversos evitáveis, muitos dos quais ocorrem em ambientes cirúrgicos. A complexidade desses procedimentos, a multiplicidade de profissionais envolvidos, os riscos associados à anestesia, à técnica cirúrgica e às condições clínicas dos pacientes propiciam um cenário propício a falhas sistêmicas.

Em resposta a essa realidade, a Organização Mundial da Saúde (OMS) lançou, em 2008, a campanha global "Cirurgias Seguras Salvam Vidas", com o objetivo de reduzir a morbidade e a mortalidade cirúrgica em todos os sistemas de saúde. Como parte dessa iniciativa, foi criado o *Checklist* de Cirurgia Segura, uma ferramenta padronizada para garantir que ações críticas de segurança sejam realizadas de forma sistemática durante o cuidado perioperatório (Figura 1).

O *Checklist* de Cirurgia Segura foi desenvolvido com base em evidências científicas e nas melhores práticas internacionais, sendo testado em diversos países e contextos clínicos. Sua estrutura contempla três momentos principais:

- *Sign In* (antes da indução anestésica): momento em que a equipe confirma a identidade do paciente, o procedimento, o local da cirurgia, o jejum, as alergias e o funcionamento dos equipamentos.
- *Time Out* (antes da incisão cirúrgica): checagem final com toda a equipe presente, confirmando novamente os dados do paciente, o plano cirúrgico e os cuidados anestésicos.
- *Sign Out* (antes da saída do paciente da sala): revisão de materiais utilizados, registro de eventos e planejamento dos cuidados pós-operatórios imediatos.

O propósito do *checklist* vai além da simples verificação de itens; trata-se de promover uma mudança de cultura na qual a comunicação efetiva, o trabalho em equipe e a responsabilização conjunta são fatores essenciais. Para o anestesiologista, ele representa uma ferramenta de apoio para garantir que todos os aspectos críticos da anestesia e da segurança do paciente sejam adequadamente abordados e compartilhados.

Organização Pan-Americana da Saúde — ANVISA Agência Nacional de Vigilância Sanitária — Ministério da Saúde — BRASIL

LISTA DE VERIFICAÇÃO DE SEGURANÇA CIRÚRGICA (PRIMEIRA EDIÇÃO)

Antes da indução anestésica ▸▸▸▸▸▸▸▸▸ **Antes da incisão cirúrgica** ▸▸▸▸▸▸▸▸▸▸▸▸ **Antes de o paciente sair da sala de operações**

IDENTIFICAÇÃO

☐ **PACIENTE CONFIRMOU**
- IDENTIDADE
- SÍTIO CIRÚRGICO
- PROCEDIMENTO
- CONSENTIMENTO

☐ **SÍTIO DEMARCADO/NÃO SE APLICA**

☐ **VERIFICAÇÃO DE SEGURANÇA ANESTÉSICA CONCLUÍDA**

☐ **OXÍMETRO DE PULSO NO PACIENTE E EM FUNCIONAMENTO**

O PACIENTE POSSUI:

ALERGIA CONHECIDA?
☐ NÃO
☐ SIM

VIA AÉREA DIFÍCIL/RISCO DE ASPIRAÇÃO?
☐ NÃO
☐ SIM, E EQUIPAMENTO/ASSISTÊNCIA DISPONÍVEIS

RISCO DE PERDA SANGUÍNEA > 500 ML (7 ML/KG EM CRIANÇAS)?
☐ NÃO
☐ SIM, E ACESSO ENDOVENOSO ADEQUADO E PLANEJAMENTO PARA FLUIDOS

CONFIRMAÇÃO

☐ **CONFIRMAR QUE TODOS OS MEMBROS DA EQUIPE SE APRESENTARAM PELO NOME E FUNÇÃO**

☐ **CIRURGIÃO, ANESTESIOLOGISTA E A EQUIPE DE ENFERMAGEM CONFIRMAM VERBALMENTE:**
- IDENTIFICAÇÃO DO PACIENTE
- SÍTIO CIRÚRGICO
- PROCEDIMENTO

EVENTOS CRÍTICOS PREVISTOS

☐ **REVISÃO DO CIRURGIÃO:** QUAIS SÃO AS ETAPAS CRÍTICAS OU INESPERADAS, DURAÇÃO DA OPERAÇÃO, PERDA SANGUÍNEA PREVISTA?

☐ **REVISÃO DA EQUIPE DE ANESTESIOLOGIA:** HÁ ALGUMA PREOCUPAÇÃO ESPECÍFICA EM RELAÇÃO AO PACIENTE?

☐ **REVISÃO DA EQUIPE DE ENFERMAGEM:** OS MATERIAIS NECESSÁRIOS (EX. INSTRUMENTAIS, PRÓTESES) ESTÃO PRESENTES E DENTRO DO PRAZO DE ESTERILIZAÇÃO? (INCLUINDO RESULTADOS DO INDICADOR)? HÁ QUESTÕES RELACIONADAS A EQUIPAMENTOS OU QUAISQUER PREOCUPAÇÕES?

A PROFILAXIA ANTIMICROBIANA FOI REALIZADA NOS ÚLTIMOS 60 MINUTOS?
☐ SIM
☐ NÃO SE APLICA

AS IMAGENS ESSENCIAIS ESTÃO DISPONÍVEIS?
☐ SIM
☐ NÃO SE APLICA

REGISTRO

O PROFISSIONAL DA EQUIPE DE ENFERMAGEM OU DA EQUIPE MÉDICA CONFIRMA VERBALMENTE COM A EQUIPE:

☐ **REGISTRO COMPLETO DO PROCEDIMENTO INTRA-OPERATÓRIO, INCLUINDO PROCEDIMENTO EXECUTADO**

☐ **SE AS CONTAGENS DE INSTRUMENTAIS CIRÚRGICOS, COMPRESSAS E AGULHAS ESTÃO CORRETAS** (OU NÃO SE APLICAM)

☐ **COMO A AMOSTRA PARA ANATOMIA PATOLÓGICA ESTÁ IDENTIFICADA** (INCLUINDO O NOME DO PACIENTE)

☐ **SE HÁ ALGUM PROBLEMA COM EQUIPAMENTO PARA SER RESOLVIDO**

☐ **O CIRURGIÃO, O ANESTESIOLOGISTA E A EQUIPE DE ENFERMAGEM REVISAM PREOCUPAÇÕES ESSENCIAIS PARA A RECUPERAÇÃO E O MANEJO DO PACIENTE (ESPECIFICAR CRITÉRIOS MÍNIMOS A SEREM OBSERVADOS. EX: DOR)**

Assinatura

FIGURA 1 *Checklist* de Cirurgia Segura da Organização Mundial da Saúde (OMS).

A atuação eficaz da equipe depende de comunicação clara e colaboração constante, aspectos reforçados pela implementação da lista de verificação.

O anestesiologista desempenha um papel central na segurança cirúrgica. Ele é responsável pela avaliação pré-anestésica, pela monitorização contínua das funções vitais, pela escolha da técnica anestésica mais adequada e pelo manejo intraoperatório que culminarão em um desfecho satisfatório. Além disso, o anestesiologista participa ativamente das três fases da lista de verificação, garantindo que todas as condições estejam seguras para o início e a continuidade do procedimento. Sua integração com os demais membros da equipe é crucial, especialmente na comunicação de riscos, no reconhecimento precoce de complicações e na resposta rápida a situações críticas.

O CONCEITO DE TRABALHO MULTIDISCIPLINAR EM CIRURGIA

Uma equipe multidisciplinar em cirurgia é composta por profissionais de diferentes áreas da saúde que colaboram de forma integrada para garantir um cuidado completo e seguro ao paciente cirúrgico. Cada integrante contribui para decisões mais precisas, abordagem mais humana e resultados mais eficazes. No centro cirúrgico, essa equipe é composta principalmente por cirurgiões, anestesiologistas, enfermeiros, técnicos de enfermagem, instrumentadores cirúrgicos e outros profissionais envolvidos direta ou indiretamente no processo cirúrgico.

A eficácia de um procedimento cirúrgico depende de inúmeros fatores, sendo primordial a colaboração ativa entre todos os profissionais envolvidos. Essa articulação é essencial para um planejamento pré-operatório eficaz, com avaliação conjunta dos riscos; execução segura da cirurgia, com comunicação clara entre cirurgião, anestesiologista e equipe de enfermagem; recuperação pós-operatória eficiente, com acompanhamento de diversas especialidades.

A cultura de segurança no ambiente cirúrgico é um valor construído coletivamente. Envolve atitudes, comportamentos e práticas que priorizam o bem-estar e a segurança do paciente e da equipe alcançadas por meio da comunicação aberta e respeitosa, da valorização das contribuições de todos os membros da equipe, da adesão a protocolos e *checklists* de segurança e do comprometimento com a melhoria contínua e o aprendizado com erros.

A construção dessa cultura depende do engajamento de todos, desde a liderança institucional até os profissionais na linha de frente, promovendo um ambiente em que a segurança do paciente é responsabilidade compartilhada.

LISTA DE VERIFICAÇÃO DE SEGURANÇA CIRÚRGICA: ESTRUTURA E APLICAÇÃO

A Lista de Verificação de Segurança Cirúrgica foi desenvolvida pela Organização Mundial da Saúde (OMS) como uma ferramenta simples e eficaz para reduzir complicações e mortes evitáveis durante procedimentos cirúrgicos. Sua estrutura segue uma lógica cronológica e operacional, dividida em três momentos: *Sign In, Time Out e Sign Out*. Cada etapa envolve participantes específicos da equipe cirúrgica, que assumem responsabilidades complementares para garantir que tudo esteja em conformidade antes, durante e após o procedimento.

Sign In (antes da indução anestésica)

Tem como principal objetivo a identificação correta do paciente e a preparação adequada para o procedimento. Geralmente quem participa desta primeira etapa é a equipe de enfermagem, anestesiologista e, quando possível, o próprio paciente. Quando possível, de acordo com a dinâmica do setor, também é recomendada a participação de algum membro da equipe cirúrgica.

Neste momento, são confirmados a identidade do paciente, o procedimento e o local cirúrgico, é realizada a verificação de consentimento informado, são avaliados alergias, risco de perda sanguínea, via aérea difícil e jejum adequado, além da checagem do funcionamento dos equipamentos anestésicos e da medicação disponível.

A integração entre o enfermeiro e o anestesiologista nesta fase é fundamental, pois muitos dos riscos operatórios já podem ser prevenidos antes da anestesia ser iniciada.

Time Out (antes da incisão cirúrgica)

Tem como principal objetivo o alinhamento de toda a equipe antes da incisão (cirurgião, anestesiologista, enfermeiro/técnico, instrumentador e assistentes), assegurando que todos estejam cientes do plano cirúrgico.

Neste momento, ocorre a apresentação de todos os membros da equipe e a definição dos papéis; a confirmação novamente do paciente, do procedimento e do local cirúrgico; a verificação se a profilaxia antibiótica foi administrada (se indicada) e o planejamento de passos críticos, possíveis complicações e estratégias de resposta.

Este momento é crucial para promover a comunicação efetiva e preparar toda a equipe para agir de forma coordenada, prevenindo erros e falhas de entendimento.

Sign Out (antes de sair da sala cirúrgica)

Tem como objetivo garantir que a cirurgia seja concluída com segurança e que todas as informações estejam documentadas corretamente, com a participação do cirurgião, do instrumentador e da equipe de enfermagem.

Neste momento são confirmados o nome do procedimento realizado, é realizada a contagem de compressas, instrumentos e agulhas, assim como a rotulagem correta de amostras cirúrgicas; são identificados os eventuais problemas durante a cirurgia e é realizado o planejamento pós-operatório (ex.: cuidados especiais, medicações, unidade de destino).

Nessa etapa, o papel do instrumentador e do enfermeiro circulante é vital para garantir que nada seja deixado no campo operatório e que tudo esteja pronto para a transição do cuidado.

Portanto, a eficácia desse processo depende da atuação integrada e comprometida de todos os profissionais envolvidos. Cada membro da equipe tem a responsabilidade de contribuir ativamente nas verificações, mesmo que não seja o responsável direto pela tarefa específica. A cultura de segurança é reforçada quando todos se sentem encorajados a falar, sugerir e interromper o processo caso algo pareça inadequado.

A lista de verificação é, portanto, mais do que um protocolo técnico, é um instrumento de comunicação, segurança e trabalho em equipe, fortalecendo a confiança mútua e reduzindo riscos para o paciente.

A VISÃO DO ANESTESIOLOGISTA

O anestesiologista desempenha um papel fundamental na segurança do paciente cirúrgico, não apenas durante a anestesia e o procedimento, mas também como parte ativa nas etapas da Lista de Verificação de Segurança Cirúrgica da Organização Mundial da Saúde (OMS). Sua atuação exige conhecimento técnico, visão clínica ampla e habilidade de comunicação com toda a equipe multiprofissional.

O anestesiologista participa ativamente das três etapas do *checklist* (*Sign In, Time Out e Sign Out*), sendo especialmente relevante na primeira, momento no qual confirma o jejum adequado do paciente; identifica e informa alergias conhecidas; avalia riscos anestésicos (histórico clínico, uso de medicamentos, função respiratória e cardiovascular); garante que o equipamento anestésico esteja funcionando corretamente e confirma a disponibilidade de medicações de emergência e materiais para via aérea difícil, se necessário.

Durante o *Time Out*, participa da conferência do procedimento e local, além de alinhar com os demais profissionais quais cuidados anestésicos serão tomados, principalmente em casos com maior complexidade clínica.

No *Sign Out*, colabora no plano de cuidados pós-anestésicos, compartilha a necessidade de monitoramento intensivo e repassa informações importantes sobre a recuperação do paciente.

A integração entre as equipes em todas as etapas do processo de cirurgia segura fortalece a cultura de segurança e cria um ambiente mais preparado para responder a imprevistos.

Contudo, na rotina dos centros cirúrgicos, a equipe enfrenta diversos desafios, como a falta de adesão total da equipe ao *checklist*, o que pode comprometer a eficácia do protocolo, a comunicação hierarquizada, que dificulta intervenções seguras e decisões compartilhadas, e até mesmo a pressão por agilidade que, às vezes, entra em conflito com a execução adequada dos protocolos de segurança.

BARREIRAS MULTIDISCIPLINARES NA APLICAÇÃO DO *CHECKLIST*

Apesar da eficácia comprovada da Lista de Verificação de Segurança Cirúrgica na redução de eventos adversos, sua aplicação plena e uniforme ainda enfrenta barreiras importantes no ambiente hospitalar. Essas barreiras geralmente têm origem em questões multidisciplinares, envolvendo diferentes perfis profissionais, culturas organizacionais e rotinas operacionais.

Um dos principais obstáculos é a falta de capacitação adequada dos profissionais. Muitas equipes são introduzidas ao *checklist* apenas de forma superficial, sem compreenderem seu objetivo real (segurança do paciente e da equipe, e não burocracia), a importância da participação ativa de todos os membros e as responsabilidades específicas de cada etapa.

Investir em programas contínuos de educação e simulações práticas, com envolvimento de todas as categorias profissionais e adaptação do conteúdo à realidade do serviço.

Além disso, a comunicação no centro cirúrgico pode ser prejudicada por fatores como hierarquias rígidas, que impedem o diálogo aberto, a ambiguidade de papéis, em que não está claro quem lidera ou valida o *checklist* e a própria desatenção ou paralelismo, quando outros processos ocorrem simultaneamente à checagem.

A fim de minimizar essa condição, há a necessidade de promover uma cultura de comunicação horizontal e assertiva, em que todos se sintam encorajados a contribuir. Também nomear um responsável pelo *checklist* em cada cirurgia pode garantir o foco e o cumprimento das etapas.

Quando o *checklist* é visto como uma obrigação burocrática, ele tende a ser realizado de forma mecânica ou incompleta. A falta de comprometimento da liderança (como do cirurgião ou anestesiologista) pode desmotivar os demais membros da equipe.

A melhoria pode ser alcançada ao envolver líderes clínicos no processo de implantação e manutenção do *checklist*, reforçando seu exemplo prático e valorizando resultados positivos reais, como a prevenção de falhas ou complicações.

Adicionalmente, alguns serviços tentam aplicar o *checklist* de forma genérica, sem considerar as particularidades institucionais ou o tipo de cirurgias realizadas, tornando-o pouco útil ou descontextualizado.

Portanto, a personalização do *checklist* mantendo os itens essenciais e adaptando a linguagem, o formato e os fluxos conforme o perfil da instituição pode auxiliar em sua implementação.

BENEFÍCIOS DO *CHECKLIST* SOB UMA ÓTICA INTEGRADA

A implementação da Lista de Verificação de Segurança Cirúrgica tem se mostrado uma das estratégias mais eficazes para promover a segurança do paciente no ambiente operatório. Quando aplicada sob uma ótica integrada, envolvendo ativamente todos os membros da equipe multidisciplinar, os benefícios ultrapassam a simples checagem de itens e se consolidam em melhoras clínicas e organizacionais significativas.

O *checklist* atua como uma barreira contra falhas decorrentes de fatores humanos, que podem ocorrer em consequência de pressa, distração, excesso de confiança ou falhas de comunicação. Entre os eventos adversos evitáveis que podem ser reduzidos estão a cirurgia em local errado ou paciente errado, a administração incorreta de anestesia ou medicação, a retenção de corpos estranhos (compressas, instrumentos) e a omissão de informações críticas como alergias ou doenças preexistentes.

O *checklist* fortalece a comunicação entre os profissionais e permite um espaço estruturado para troca de informações essenciais, promovendo o conhecimento mútuo dos membros da equipe, o estabelecimento de um canal direto para dúvidas ou alertas e a maior cooperação e senso de responsabilidade compartilhada.

O simples ato de todos pararem para ouvir e falar durante o *Time Out* já contribui para o alinhamento e o respeito mútuo entre as áreas (cirurgia, anestesia, enfermagem).

A prática do *checklist* tem sido associada a melhorias clínicas mensuráveis, com destaque para a redução de complicações pós-operatórias, como infecções, sangramentos e reoperações e a diminuição da mortalidade cirúrgica, especialmente em procedimentos de maior risco.

CONSIDERAÇÕES FINAIS

A segurança no ambiente cirúrgico é um compromisso coletivo que exige mais do que protocolos – requer integração, diálogo e corresponsabilidade entre todos os profissionais envolvidos. A aplicação da Lista de Verificação de Segurança Cirúrgica da OMS representa um marco importante nesse processo, mas sua real efetividade está diretamente ligada ao engajamento multidisciplinar da equipe.

Cada membro da equipe – cirurgiões, enfermeiros, instrumentadores e anestesiologistas – tem um papel crucial não apenas na execução de suas funções técnicas, mas também na construção de uma cultura de segurança baseada na comunicação, no respeito e na cooperação.

Nesse cenário, o anestesiologista se destaca como uma figura estratégica, atuando na interseção entre o pré, intra e pós-operatório. Seu olhar clínico abrangente e sua presença contínua ao longo do procedimento cirúrgico o colocam em posição privilegiada para liderar, mediar e reforçar a aplicação do *checklist*, promovendo um ambiente mais seguro e coordenado.

A superação das barreiras multidisciplinares depende de ações estruturadas e persistentes: treinamentos práticos, incentivo à comunicação aberta, valorização do papel de cada profissional e revisão contínua dos processos. O *checklist* deve ser mais do que um protocolo, deve se tornar parte da cultura da equipe, reconhecido como uma ferramenta de proteção e cuidado mútuo.

Sob uma abordagem integrada, o *checklist* deixa de ser um mero instrumento burocrático e se transforma em uma estratégia de qualidade assistencial, em que todos participam ativamente do cuidado seguro. Seus benefícios abrangem não apenas o paciente, mas também o próprio ambiente de trabalho, tornando-o mais cooperativo, organizado e humano.

O futuro da segurança cirúrgica depende do fortalecimento dessas práticas integradas, em que proteger o paciente é um ato conjunto, realizado com atenção, responsabilidade e humanidade. Reafirmar esse compromisso diariamente é o que transforma a lista de verificação em uma verdadeira ferramenta de vida.

REFERÊNCIAS BIBLIOGRÁFICAS

1. Organização Mundial da Saúde (OMS). Segurança cirúrgica: lista de verificação da OMS. Genebra: OMS; 2009. Disponível em: https://www.who.int/publications/i/item/9789241598590
2. Haynes AB, Weiser TG, Berry WR, Lipsitz SR, Breizat AH, Dellinger EP, et al. A surgical safety checklist to reduce morbidity and mortality in a global population. N Engl J Med. 2009;360(5):491-9.
3. Brasil. Ministério da Saúde (MS). Agência Nacional de Vigilância Sanitária (ANVISA). Protocolo de cirurgia segura. Brasília: MS; 2013. Disponível em: https://www.gov.br/anvisa/pt-br.
4. Stipp MAC, Teixeira P, Reis LA, Silva AEBC, Oliveira HC, Sanches RS. Checklist de cirurgia segura: percepção da equipe multiprofissional. Rev Esc Enferm USP. 2015;49(6):913-20.

13

Perspectivas multidisciplinares: tecnologia, *big data* e auxílio na tomada de decisão

Diógenes de Oliveira Silva

DESTAQUE DO TEMA

1. Análise de dados, *data lake*, *big data* e inteligência artificial.
2. Integração interdisciplinar.
3. Lei Geral de Proteção de Dados.
4. Decisões estratégicas e apoio à tomada de decisões.
5. Segurança.
6. Inteligência aumentada.
7. Paradoxo de Simpson.
8. Pegada de carbono.

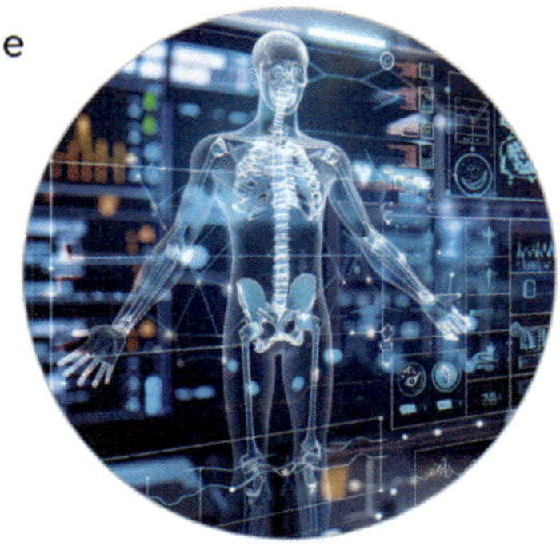

RESUMO

A tecnologia tem sido cada vez mais importante em diferentes setores da sociedade, incluindo indústria, comércio, saúde, educação, entre outros. A aplicação de tecnologias avançadas, como inteligência artificial, *machine learning* e análise de *big data*, permite coletar, analisar e interpretar grandes quantidades de dados em tempo real e pode fornecer informações valiosas para ajudar nas decisões de negócios, no diagnóstico de doenças, condutas clínicas, na prevenção de fraudes e em muitas outras áreas.

A abordagem multidisciplinar é fundamental para aproveitar o potencial da tecnologia e do tratamento de grandes volumes de dados denominado *big data*. Especialistas em diferentes setores, como engenharia, ciência da computação, matemática, estatística, direito, marketing, psicologia, sociologia, saúde e negócios etc., podem colaborar para desenvolver soluções mais eficazes que ajudem a tomar decisões mais precisas e baseadas em dados.

Perspectivas multidisciplinares: tecnologia, *big data* e auxílio na tomada de decisão sugere a importância e obrigatoriedade de uma abordagem interdisciplinar que integre tecnologia e *big data* para ajudar na tomada de decisão em saúde.

INTRODUÇÃO

Perspectivas multidisciplinares que envolvem áreas profissionais, tecnologia, *big data* e auxílio na tomada de decisão são extremamente relevantes em um mundo em que as informações são abundantes e cada vez mais complexas e ajudam na tomada de decisão em diferentes contextos. A união das áreas de *expertise* diversas permite o acesso a dados que podem ser analisados de variadas maneiras para obter *insights* significativos, aprimorar processos, melhorar produtos e serviços, tomar decisões mais informadas e impulsionar o sucesso em vários segmentos da sociedade, principalmente em saúde.

As instituições de saúde estão aproveitando as tecnologias de *big data* para coletar e analisar grandes quantidades de informações sobre seus pacientes, operações de negócios, concorrentes, tendências no mercado e principalmente *performance* e desfecho. Essas informações são usadas para obter direcionamentos valiosos e tomar decisões mais informadas, para desenvolver novos serviços e produtos, aumentar a eficiência operacional e assistencial ou melhorar a experiência do cliente. A tomada de decisão, com isso, tem se tornado cada vez mais complexa, mas também exponencialmente mais precisa, reduzindo riscos, minimizando custos e aumentando as chances de sucesso.

BIG DATA, *DATA LAKE* E INTELIGÊNCIA ARTIFICIAL

Big data refere-se à enorme quantidade de dados que são gerados, coletados e armazenados a cada dia, o que inclui dados de saúde, como registros médicos eletrônicos, informações de seguros de saúde, resultados de testes laboratoriais, entre outros. A análise desses dados pode ser extremamente complexa devido à sua grande quantidade e diversidade, e é aqui que a inteligência artificial (IA) pode entrar em ação.

A IA refere-se a um conjunto de técnicas e algoritmos que permitem que as máquinas aprendam e tomem decisões de forma autônoma a partir de grandes conjuntos de dados. Isso pode incluir técnicas como redes neurais, aprendizado de máquina e processamento de linguagem natural. Ao aplicar essas técnicas a grandes conjuntos de dados, a IA pode identificar padrões e tendências que seriam difíceis ou impossíveis para os humanos identificarem sozinhos.

INTEGRAÇÃO MULTIDISCIPLINAR

As áreas de saúde assistencial e educação em saúde se beneficiam significativamente da perspectiva multidisciplinar de tecnologia, *big data* e auxílio na tomada de decisão. Por exemplo, a análise de grandes conjuntos de dados de saúde pode ajudar os profissionais a detectar tendências e padrões, identificar fatores de risco e aprimorar os diagnósticos e tratamentos. Da mesma forma, a análise de dados educacionais pode ajudar educadores a identificar áreas de fraqueza em sua abordagem e aprimorar os métodos de ensino para maximizar o aprendizado dos alunos.

Além disso, a perspectiva multidisciplinar pode ser aplicada para enfrentar desafios globais, como mudanças climáticas, desastres naturais e crises de saúde pública. A coleta e análise de dados em tempo real podem permitir a detecção precoce de problemas e a implementação de medidas preventivas para mitigar os riscos.

Como exemplo, na área de saúde, a análise de grandes quantidades de dados pode ajudar a identificar correlações em dados de pacientes, que podem ser usados para desenvolver tratamentos mais eficazes e personalizados. Já na área de negócios, a análise de dados pode ser usada para entender melhor os comportamentos do consumidor e ajudar a identificar oportunidades de mercado. As instituições podem coletar dados de diversas fontes, como sensores, monitorização, prontuários eletrônicos, exames, transações financeiras, registros em geral e até redes sociais, e aplicar técnicas avançadas de análise de dados, como aprendizado de máquina e IA, para obter diretrizes mais eficientes do ponto de vista assistencial e econômico.

A análise desses dados envolvendo vários profissionais com áreas do conhecimento diferentes e complementares, com pontos de vista técnicos diversos, torna viável que as organizações tomem decisões informadas com base em dados concretos, em vez de depender apenas de intuição ou experiência.

No entanto, é importante lembrar que a análise de dados por si só não é suficiente para tomar decisões informadas. Para aproveitar ao máximo o potencial da tecnologia e do *big data* na tomada de decisão, é necessária essa abordagem multidisciplinar. Isso significa envolver profissionais de diversas verticais, como ciência da computação, matemática, estatística, negócios, marketing, engenharia de software, administração, além de profissionais de saúde.

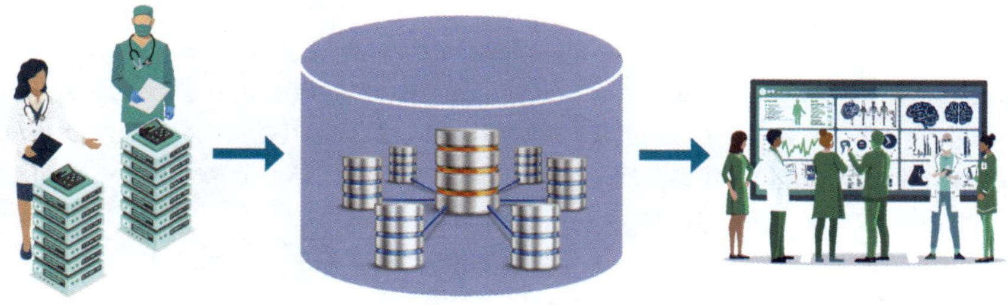

FIGURA 1 Representação gráfica do fluxo do processo da tomada de decisões multidisciplinar baseada em dados.

Fonte: Victor Morales, Introdução ao AxReg Analytics, Capítulo 2. Anestech Academy.

A colaboração entre essas disciplinas permite que as empresas e organizações encontrem soluções mais inovadoras e criativas para seus desafios, além de garantir que as decisões sejam tomadas de forma mais informada e baseada em dados, levando a resultados antes praticamente impossíveis de se obter.

A colaboração interdisciplinar ajuda a garantir que as decisões sejam tomadas com uma visão mais ampla, considerando diversos aspectos e impactos; entretanto, essa diversidade precisa trazer junto o cuidado com a ética e a privacidade, que devem ser consideradas ao lidar com dados sensíveis e pessoais. É importante garantir que os dados sejam coletados, armazenados e usados de maneira ética e responsável, protegendo os direitos e a privacidade dos indivíduos envolvidos.

A RELAÇÃO COM A LEI GERAL DE PROTEÇÃO DE DADOS

Essas questões éticas e legais relacionadas à proteção de dados pessoais atualmente está sob a Lei Geral de Proteção de Dados (LGPD), legislação brasileira que regula o tratamento de dados pessoais por empresas e organizações públicas e privadas. Em vigor no Brasil desde setembro de 2020, estabelece regras claras para o uso e proteção de dados pessoais, garantindo maiores privacidade e segurança para os indivíduos, estabelecendo regras para o uso de dados pessoais, e impõe uma série de obrigações às empresas que os utilizam, incluindo a necessidade de obter o consentimento explícito dos titulares dos dados e de implementar medidas de segurança adequadas para proteger os dados.

É preciso destacar que a LGPD estabelece que as empresas devem obter o consentimento explícito dos indivíduos para coletar e utilizar seus dados pessoais (Termo de Consentimento Livre e Esclarecido - TCLE). Ao ser solicitado, também garante a segurança desses dados e permite aos indivíduos ter acesso a eles e solicitar sua exclusão a qualquer momento. Essas medidas visam garantir que os dados pessoais sejam utilizados de forma adequada e responsável, evitando riscos à privacidade e segurança das pessoas.

Quando se trata do uso de *big data* na tomada de decisão, a LGPD é especialmente relevante, pois impõe restrições ao tratamento de dados pessoais em larga escala. É importante que as empresas que utilizam *big data* para a tomada de decisão estejam em conformidade com as regras estabelecidas pela LGPD, a fim de proteger os direitos dos titulares dos dados e evitar sanções e penalidades.

Além disso, a LGPD exige que as empresas implementem medidas de segurança adequadas para proteger os dados pessoais dos titulares contra vazamentos, violações e acesso não autorizado. As empresas que utilizam *big data* para a tomada de decisão devem, portanto, investir em tecnologias e práticas de segurança robustas para proteger os dados pessoais dos titulares, incluindo áreas multidisciplinares como a jurídica, já que as empresas por lei necessitam de um DPO (*Data Protection Officer*), assim a segurança promovida pelo *big data* deve ser não só para os pacientes, mas para seus dados também.

Contemporaneamente, devemos tratar os dados de um paciente como a extensão do próprio paciente, requerendo o mesmo respeito e sigilo promovido a ele, com cuidado e responsabilidade, levando em consideração as obrigações impostas pela LGPD e os direitos dos titulares dos dados.

Em saúde, todos os dados de um paciente são considerados sensíveis e necessitam respeitar a legislação para seu armazenamento, tratamento e compartilhamento adequado. O compartilhamento desses dados não é proibido, portanto passa a ser regulamentado e padronizado. Algumas das principais preocupações éticas associadas ao uso de *big data* incluem:

- Privacidade: a coleta e o uso de grandes quantidades de dados pessoais podem violar a privacidade dos indivíduos. As empresas que utilizam *big data* devem garantir que estão coletando apenas os dados necessários para uma finalidade específica e que estão tomando as medidas adequadas para proteger a privacidade dos indivíduos.
- Discriminação: a análise de grandes conjuntos de dados pode levar à discriminação contra certos grupos de pessoas, como minorias étnicas, religiosas, mulheres e pessoas com necessidades especiais. É importante que as empresas que utilizam *big data* sejam cuidadosas para evitar preconceitos e discriminação injusta.

- Transparência: a análise de grandes quantidades de dados pode ser opaca e difícil de entender para a maioria das pessoas. As empresas que utilizam *big data* devem ser transparentes sobre o que estão fazendo com os dados e como estão tomando decisões com base nesses dados.
- Responsabilidade: quando as empresas tomam decisões com base em *big data*, devem assumir a responsabilidade por essas decisões e garantir que estão tomando as medidas adequadas para mitigar qualquer dano potencial.

Para enfrentar essas preocupações éticas, é fundamental que as empresas que utilizam *big data* adotem práticas transparentes e responsáveis. Isso pode incluir a implementação de medidas de privacidade robustas, a realização de avaliações de impacto ético, a garantia de que as decisões tomadas com base em *big data* são justas e imparciais, e a adoção de medidas para garantir que as pessoas compreendam como seus dados estão sendo utilizados.

DECISÕES ESTRATÉGICAS E APOIO À TOMADA DE DECISÕES

O volume de dados produzidos durante uma cirurgia, por exemplo, pode variar dependendo do tipo de procedimento, da tecnologia e dos equipamentos envolvidos. Alguns exemplos de dados que podem ser gerados incluem:

- Imagens médicas: durante a cirurgia, podem ser geradas imagens de raio x, tomografia computadorizada, ressonância magnética e outros tipos de exames de imagem. O volume dessas imagens pode variar de alguns *megabytes* a vários *gigabytes*, dependendo da resolução e da duração do procedimento.
- Dados de monitoramento: durante a cirurgia, podem ser coletados dados vitais do paciente, como pressão arterial, frequência cardíaca, níveis de oxigênio no sangue, entre outros. Esses dados podem ser coletados por equipamentos de monitoramento eletrônico e registrados em tempo real. O volume desses dados é, em geral, relativamente pequeno, mas pode variar dependendo da frequência de amostragem e da duração do procedimento.
- Gravações de vídeo: muitas cirurgias são gravadas em vídeo para fins educacionais ou revisão posterior. O volume desses dados pode variar dependendo da resolução do vídeo, do tempo de gravação e da taxa de quadros. Em geral, as gravações de vídeo podem ocupar vários *gigabytes* de espaço em disco.
- Robótica: as cirurgias com auxílio robótico coletam exponencialmente mais dados, incluindo uma avaliação contínua dos gestos do cirurgião.

Em geral, o volume total de dados produzidos durante uma cirurgia pode variar de alguns *gigabytes* a vários *terabytes*, dependendo da complexidade do procedimento e da quantidade de tecnologia envolvida. Entretanto, precisamos frisar que não são os dados de apenas um procedimento ou o N que vimos em publicações até recentemente que são armazenados e analisados, mas sim números exponencialmente maiores. Veja os exemplos:

Um estudo recente publicado na revista *Anesthesiology* descreveu o uso de *big data* para desenvolver um algoritmo que pode prever a probabilidade de um paciente desenvolver complicações durante uma cirurgia. Os pesquisadores usaram dados de mais de 1,5 milhão de pacientes em todo o mundo para desenvolver o modelo, que leva em consideração uma ampla gama de fatores, como a idade do paciente, o tipo de cirurgia, a saúde geral do paciente e a experiência do anestesiologista.

Os resultados do estudo mostraram que o algoritmo foi capaz de prever com precisão a ocorrência de complicações, incluindo parada cardíaca e morte, em uma ampla variedade de procedimentos cirúrgicos. Com base nesses resultados, os anestesiologistas podem usar o algoritmo para identificar pacientes com maior risco de complicações e tomar medidas preventivas para reduzir esses riscos.

Em outro caso, no Hospital da Universidade de Kyoto, no Japão, foi desenvolvido um sistema baseado em *big data* para monitorar a profundidade da anestesia em pacientes submetidos a cirurgias. O sistema coleta uma grande quantidade de dados, como informações sobre o paciente, o tipo de cirurgia, a quantidade de anestesia administrada e os sinais vitais.

Com base nesses dados, o sistema usa algoritmos para calcular a quantidade ideal de anestesia para cada paciente, levando em consideração suas características individuais e monitorando a profundidade da anestesia em tempo real. Além disso, o sistema envia alertas aos anestesiologistas se a profundidade da anestesia for muito baixa ou muito alta, permitindo que façam ajustes imediatos.

O sistema foi testado em mais de cinco mil pacientes e demonstrou redução significativa na quantidade de anestesia necessária, bem como redução na duração da recuperação pós-operatória. Além disso, o sistema permitiu que os anestesiologistas monitorassem mais de perto a saúde dos pacientes durante a cirurgia, reduzindo o risco de complicações e melhorando a segurança geral.

O uso de *big data* na área da anestesiologia tem sido cada vez mais frequente e pode trazer benefícios significativos para a tomada de decisões clínicas. Outro exemplo de uso de *big data* na anestesiologia é o desenvolvimento de algoritmos de análise preditiva para prever eventos adversos durante a cirurgia.

No Brasil, a empresa Anestech, com apoio do Hospital Albert Einstein, criou o primeiro AIMS (*Anesthesia Information Management System*) do país, e em conjunto com mais de cem instituições, estrutura e faz manutenção de um *data lake* anonimizado e crescente, atualmente com dados de dois milhões de procedimentos anestésico-cirúrgicos, onde roda continuamente técnicas de *machine learning* e *deep reinforcement learning*. Como resultados desse esforço, desenvolveu a capacidade de máquina de predizer momentos do perioperatório que impactam o desfecho do paciente, como prever uma hipotensão severa transoperatória com 20 minutos de antecedência e prever, ainda no momento pré-anestésico, o volume de sangue necessário para ser transfundido ao paciente durante a cirurgia proposta com uma margem de erro de apenas 1%.

Esses são exemplos de como o uso de *big data* pode ajudar na tomada de decisões em anestesiologia, proporcionando informações precisas e em tempo real que podem levar a melhores resultados para o paciente como um apoio cognitivo e auxílio à tomada de decisões.

O FUTURO DA SEGURANÇA

No futuro, espera-se que o uso de *big data* na tomada de decisões em anestesiologia seja cada vez mais comum e sofisticado, permitindo aos anestesiologistas coletar e analisar uma grande quantidade de dados em tempo real com potencial de transformar a prática da anestesiologia, oferecendo novas possibilidades de melhoria da qualidade e da segurança dos cuidados de saúde. Algumas tendências que podem ser esperadas para o futuro do *big data* na tomada de decisões em anestesiologia incluem:

- Uso de algoritmos de aprendizado de máquina: com o avanço da IA e do aprendizado de máquina, espera-se que os algoritmos sejam capazes de aprender com dados de pacientes para tomar decisões mais precisas e personalizadas.
- Monitoramento remoto: a tecnologia de monitoramento remoto já existe, mas espera-se que ela se torne cada vez mais sofisticada e permita aos anestesiologistas monitorar pacientes em tempo real, independentemente de sua localização geográfica.
- Personalização do tratamento: a análise de grandes conjuntos de dados permitirá que os anestesiologistas personalizem o tratamento de cada paciente com base em seus dados fisiológicos, histórico médico e outros fatores.
- Integração de dispositivos e sensores: os dispositivos médicos e sensores, incluindo monitores de sinais vitais, respiradores e equipamentos de anestesia, poderão ser integrados em um sistema de *big data*, fornecendo uma visão mais completa e precisa da condição do paciente.
- Análise de dados para prever complicações: os algoritmos de análise de dados poderão ser usados para prever complicações, como choque anafilático e outras reações adversas, e alertar a equipe médica para tomar medidas preventivas.

Em resumo, espera-se que o *big data* continue a desempenhar um papel cada vez mais importante na tomada de decisões em anestesiologia, permitindo que os anestesiologistas tomem decisões mais precisas, personalizadas e seguras para seus pacientes.

INTELIGÊNCIA AUMENTADA

O binômio constituído pela habilidade técnica do cérebro humano – que ainda é a maior capacidade de processar informações e tomar decisões que existe –, somado à capacidade da máquina de processar dados e entender situações, é o que se denomina inteligência aumentada.

A inteligência aumentada em saúde, portanto, é a aplicação da IA no campo da saúde para melhorar a tomada de decisões clínicas e operacionais em conjunto com a habilidade humana de tomar decisões. Ela se concentra em fornecer aos médicos, enfermeiros e outros profissionais de saúde e de outras áreas informações precisas, relevantes e personalizadas em tempo real para apoiar a tomada de decisões, o diagnóstico e o tratamento dos pacientes.

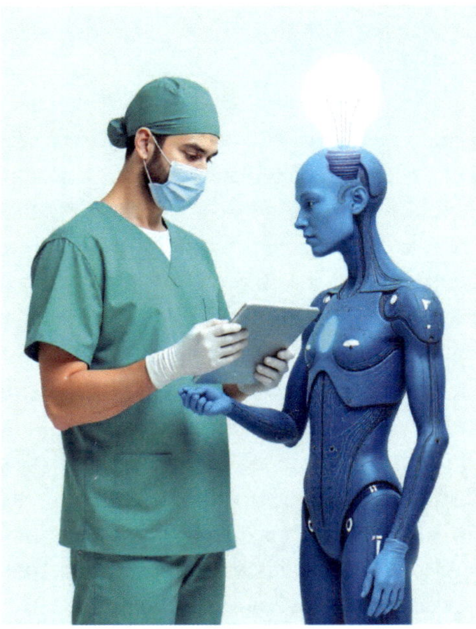

FIGURA 2 Conceito de inteligência aumentada, com a soma de capacidades humanas e processamento de máquina para a tomada de decisões.

Fonte: Diógenes de Oliveira Silva; Anestech.

A inteligência aumentada em saúde pode ser aplicada em vários aspectos do cuidado de saúde, como na análise de dados clínicos, no monitoramento de pacientes, na previsão de resultados, na identificação de pacientes em risco e na otimização de processos clínicos e operacionais ajudando a automatizar tarefas rotineiras – o que permite que os profissionais de saúde se concentrem em tarefas mais complexas e de maior valor, como a tomada de decisões clínicas e o atendimento ao paciente. Além disso, pode ajudar a identificar padrões e tendências que podem não ser perceptíveis ao olho humano, fornecendo sinais que podem ser usados para melhorar a qualidade e a segurança do cuidado de saúde; sendo, portanto, uma abordagem inovadora que combina a IA com a experiência humana para melhorar a eficiência, eficácia, segurança e qualidade do cuidado de saúde.

É inegável que a perspectiva multidisciplinar de tecnologia, *big data* e auxílio na tomada de decisão tem o potencial de revolucionar a maneira como as empresas, governos e organizações abordam problemas complexos e tomam decisões informadas e estratégicas. Mas alguns desafios já aparecem claros no horizonte, como o paradoxo de Simpson e a pegada de carbono produzida pela tecnologia.

PARADOXO DE SIMPSON

O paradoxo de Simpson é um fenômeno estatístico no qual uma tendência ou associação que parece existir entre duas variáveis em um nível de agregação pode desaparecer ou até mesmo se inverter quando os dados são analisados em um nível mais detalhado. Em outras palavras, o que parece ser verdadeiro em um contexto geral pode não ser verdadeiro quando se analisam os dados em um contexto mais específico.

Por exemplo, suponha que um hospital realize um estudo para determinar se um novo tratamento médico é eficaz e traz desfechos diferenciados. Na análise geral dos dados, parece que o tratamento é eficaz, pois há uma correlação positiva entre o uso do tratamento e a melhoria dos sintomas dos pacientes. No entanto, quando os dados são analisados em um nível mais detalhado, pode-se descobrir que o tratamento não é eficaz para um determinado grupo de pacientes.

O paradoxo de Simpson ocorre quando a mudança na distribuição de uma variável de confusão é responsável por uma aparente relação causal entre duas outras variáveis. Essa mudança pode ocorrer quando há diferenças significativas na composição das amostras em cada nível de agregação ou quando há uma interação entre variáveis que não foi levada em consideração na análise, um viés que pode ser mais comum que o desejado quando tratamos com uma grande quantidade de dados.

O paradoxo de Simpson pode levar a interpretações errôneas dos dados, e é importante considerá-lo ao realizar análises e interpretar os resultados. É fundamental analisar os dados em diferentes níveis de agregação e considerar todas as variáveis relevantes para evitar a ocorrência desse paradoxo e garantir que as conclusões sejam precisas e confiáveis. Esse é um conceito de análise de dados não lineares, uma característica da IA, diferente da estatística pura, que promove uma análise linear das informações.

Big data e IA estão intimamente relacionados, e a combinação dessas tecnologias pode ser extremamente poderosa para a análise e tomada de decisões em diversos campos e principalmente na saúde, mas exigem tratamento e atenção multidisciplinar para tratar com esse tipo de viés e outros, como o impacto da tecnologia no ecossistema do planeta.

PEGADA DE CARBONO

A pegada de carbono do uso de *big data* na tomada de decisões em saúde depende de vários fatores, incluindo a infraestrutura de TI usada, o consumo de energia, o tipo de *hardware* e *software* usados e a eficiência energética dessas tecnologias. Portanto, o uso de *big data* pode aumentar a pegada de carbono em saúde, pois exige a coleta e armazenamento de grandes quantidades de dados em servidores de dados que requerem muita energia para funcionar e manter. O processamento e análise desses dados também consomem energia significativa, especialmente quando algoritmos de aprendizado de máquina são usados. Além disso, o aumento do uso de dispositivos eletrônicos para coletar dados médicos, como monitores de saúde e *wearables*, pode levar a aumento no descarte de eletrônicos, o que pode contribuir para a pegada de carbono.

Em geral, a pegada de carbono do uso de *big data* na tomada de decisões em saúde é um tema complexo e multifacetado, em que deve ser avaliado caso a caso. É importante que as empresas e organizações que utilizam essas tecnologias considerem as implicações ambientais e busquem maneiras de reduzir o impacto ambiental, como o uso de fontes de energia renovável e o desenvolvimento de tecnologias mais eficientes energeticamente.

O uso de *big data* pode ajudar a melhorar a segurança dos pacientes ao permitir que os profissionais de saúde enxerguem através de uma quantidade gigante de dados, mas tem o desafio claro de fazer isso sem prejudicar a sociedade e a saúde coletiva com uma pegada de carbono desproporcional aos benefícios gerados pelo seu uso.

Por fim, os hospitais e a anestesiologia podem usar o *big data* para monitorar continuamente os dados dos pacientes em tempo real e identificar anomalias ou tendências que possam indicar riscos para a segurança do paciente e melhores desfechos. Além disso, o *big data* pode ajudar a melhorar a comunicação entre os profissionais de saúde, o que também é importante para a segurança do paciente. Os registros eletrônicos de saúde podem ser compartilhados em tempo real, permitindo que diferentes membros da equipe médica acessem as informações de saúde do paciente e colaborem para tomar decisões de tratamento mais informadas e seguras.

Conclui-se que o uso de *big data* pode ajudar a melhorar a segurança do paciente, permitindo que os profissionais de saúde identifiquem e gerenciem riscos de forma mais eficaz, melhorem a comunicação entre os membros da equipe médica e tomem decisões de tratamento mais informadas e seguras, tornando-se, a partir de agora, uma ferramenta para o anestesiologista tão importante quando o laringoscópio.

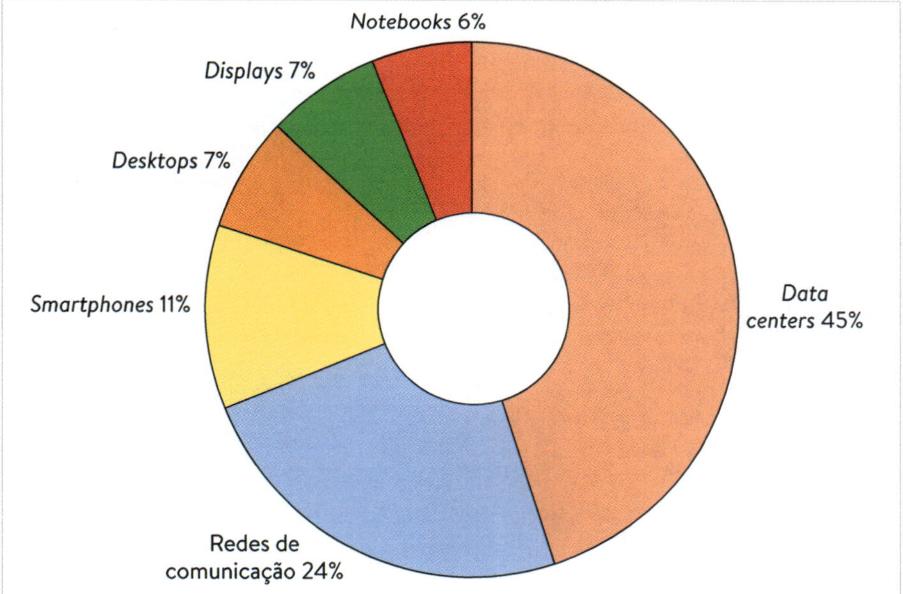

FIGURA 3 Distribuição de gases do efeito estufa no setor de tecnologia e *big data*.
Fonte: Global Eletronics Council 2021.

REFERÊNCIAS BIBLIOGRÁFICAS

1. Gandomi A, Haider M. Beyond the hype: Big data concepts, methods, and analytics. Int J Inform Manage. 2015;35(2):137-44.
2. Bellazzi R, Diomidous M. Big data analytics in healthcare: promise and potential. Health Technol. 2018;8(5):309-16.
3. Krittanawong C, Zhang H, Wang Z, Aydar M, Kitai T. Artificial intelligence in precision cardiovascular medicine. J Am Coll Cardiol. 2018;71(23):2668-79.

4. Mukherjee S, Saini SK. Role of big data analytics in healthcare: an overview. J Eng Appl Sci. 2019;14(14):4677-81.
5. Vayena E, Blasimme A, Cohen IG. Machine learning in medicine: addressing ethical challenges. PLOS Medicine. 2018;15(11):e1002689.
6. Shaikhina T, Lowe D, Daga S. Machine learning algorithm for outcome prediction in emergency medical admissions: a retrospective study. PLoS One. 2019;14(4):e0214455.
7. Celi LA, Ippolito A, Montgomery RA, Moses C. Digital health and clinical medicine: a perspective on artificial intelligence and big data analytics. Ann N Y Acad Sci. 2020;1468(1):53-71.
8. Huang C, Murugesan S, Rehman A, Friedl K. Big data in healthcare: past, present and future. Health Inf Sci Syst. 2019;7(1):1-10.
9. da Costa CAG, Vaz de Melo PO. Privacy-preserving data sharing: a review of methods and technologies. J Biomed Inform. 2020;108:103487.
10. Mello VM, Nóbrega CC, Câmara G. The General Data Protection Regulation (GDPR) and the ethical use of big data for health. Cad Saúde Pública. 2020;36:e00004020.
11. Rumbold JMM, Pierscionek BK, Hudson N, Turner J. Big data and ophthalmic research. Eye. 2019;33(2):160-6.
12. Lopes A, de Souza JA, Marins FAS. (2018). Data governance for health big data. In: 2018 IEEE 20th International Conference on e-Health Networking, Applications and Services (Healthcom). p. 1-6.
13. Castro RCM, De Castro VF. Big data and healthcare: a systematic review of the literature. Rev Portuguesa de Saúde Pública. 2018;36(1):21-30.
14. da Costa CAG, Silva TH, Vaz de Melo PO. Privacy preserving data publishing: a survey of recent developments. ACM Computing Surveys (CSUR). 2018;51(3):1-36.
15. Shickel B, Tighe PJ, Bihorac A, Rashidi P. (2018). Big data and machine learning in critical care. Curr Opin Crit Care. 2018;24(6):422-7.
16. Simpson EH. The interpretation of interaction in contingency tables. J R Stat Soc Series B Stat Methodol. 1951;13(2):238-41.
17. Brasil. Lei n. 13.709, de 14 de agosto de 2018 – Lei Geral de Proteção de Dados Pessoais. [acesso em junho de 2024]. Disponível em: http://www.planalto.gov.br/ccivil_03/_ato2015-2018/2018/lei/L13709.htm
18. Anestech Tecnologia da Informação Ltda. [acesso em junho de 2024]. Disponível em: http://www.anestech.com.br

14

Perspectivas multidisciplinares: gerenciamento de equipamentos e segurança do paciente

Héctor Yuri de Souza Ferreira

DESTAQUE DO TEMA

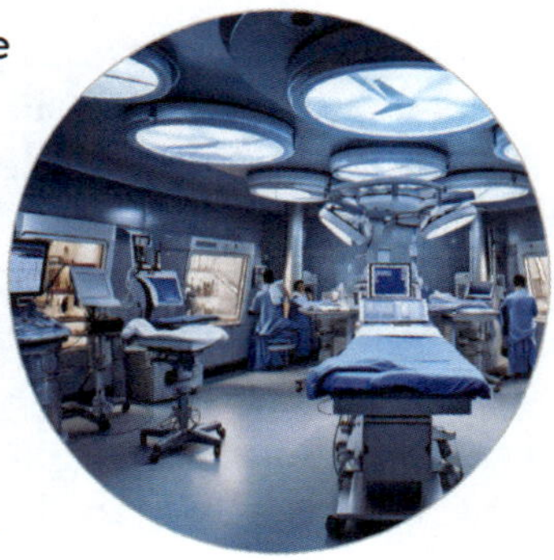

1. A Resolução do Conselho Federal de Medicina (CFM) n. 2.174/2017 versa sobre os equipamentos mínimos para a segurança do ato anestésico.
2. A negligência relacionada à aplicação de normas rígidas de segurança pode levar a evento adverso como morte ou dano neurológico permanente.
3. A capacitação dos funcionários do centro cirúrgico que manuseiam os equipamentos é fundamental para melhorar a eficiência operacional e garantir a integridade do paciente.

INTRODUÇÃO/DEFINIÇÕES

Os eventos adversos dentro do cenário hospitalar continuam sendo uma causa importante de morte e invalidez (Tabela 1) no mundo, segundo a Organização Mundial da Saúde (OMS). Em até 50% das vezes, o dano ao paciente poderia ser evitável[1,2].

O anestesiologista e o adequado arsenal de equipamentos desempenham um papel primordial na segurança do ato cirúrgico. Tanto a enfermagem, farmácia e engenharia clínica quanto a equipe de cirurgiões constituem pontos de

TABELA 1 Complicações de eventos adversos relacionados à anestesiologia

Morte	26%
Lesão de nervo periférico	22%
Dano permanente neurológico	9%

Fonte: adaptada de Metzner et al., 2011[2].

apoio importantes para a implementação da cultura de segurança, englobando diversos atores com experiências distintas para a redução da morbimortalidade perioperatória.

A negligência em relação à infraestrutura e aos equipamentos precários para a administração da anestesia concorrem como um dos principais fatores para a insegurança dos procedimentos cirúrgicos, embora o fator humano permaneça como o maior causador de erros evitáveis dentro da complexidade hospitalar. A capacitação deficiente em recursos humanos aliada ao subfinanciamento da rede hospitalar ainda contribuem para a queda na qualidade da assistência ao paciente[3].

Pesquisadores estudaram incidentes detalhadamente e enumeraram uma lista de fatores contributivos, os quais incluem inexperiência do profissional, pouca familiaridade com o equipamento, comunicação deficiente entre os membros da equipe, pressa, desatenção, fadiga e desenho deficiente do equipamento. Portanto, o gerenciamento dos equipamentos deve focar na análise crítica do formato do equipamento associado ao treinamento contínuo com os dispositivos disponíveis.

Sendo assim, a engenharia de fatores humanos discute o desenho funcional dos equipamentos médicos, considerando a interação entre o ser humano, as máquinas e o ambiente de trabalho. A National Patient Safety Agency, da Inglaterra, também corrobora a relação homem-máquina como origem potencial de erros no manuseio desses produtos e sugere a abordagem dos fatores humanos nos equipamentos médicos para a diminuição de eventos adveros[4].

Um dos critérios para a aquisição de material hospitalar é o registro pela Agência Nacional de Vigilância Sanitária (Anvisa), certificando que exista um controle da qualidade do equipamento adquirido. Além disso, todos os componentes da compra devem seguir as normas da ABNT e ter certificados de qualidade como o ISO[5].

Um dos desafios globais da OMS em relação à segurança dos pacientes submetidos a cirurgias envolve a análise dos requisitos mínimos de segurança dos equipamentos no ambiente cirúrgico. Em 2009 e 2014, foram lançadas diretrizes pela OMS para cirurgias seguras com o objetivo de diminuir os eventos adversos durante procedimentos cirúrgicos e estabelecendo padrões de segurança que poderiam ser adotados em âmbito global[3,4].

A capacitação dos funcionários do centro cirúrgico (enfermeiros e técnicos de enfermagem) que manuseiam os equipamentos é fundamental para melhorar a eficiência operacional e garantir a segurança do paciente e do profissional. O treinamento deve abranger normas de segurança, operação e manutenção de novos equipamentos e processos de trabalho. As ações de treinamento devem ser contínuas e gerenciadas pelo médico anestesiologista em parceria com a equipe de cirurgia[3].

O gerenciamento de equipamentos de segurança envolve o conhecimento dos itens obrigatórios previstos pela Resolução do CFM n. 2.174/2017 presentes no anexo VI dela. Além da obrigatoriedade dos materiais, é necessária a verificação da integridade do equipamento anestésico antes de qualquer anestesia[6].

EQUIPAMENTOS ESPECÍFICOS

Oxímetro e capnografia

Embora seja impensável na atualidade a realização de anestesia geral sem o padrão de segurança com oximetria e capnografia, é importante considerar que faltam ensaios clínicos randomizados que atestem a evidência para uso mandatório dessas tecnologias. Como os riscos associados aos dispositivos são extremamente baixos, a prevenção com o uso rotineiro é justificada[3].

Aparelho de anestesia

Estudo envolvendo mil incidentes em anestesiologia demonstrou que a maior causa de falha do equipamento é o vazamento por desconexão, com incidência de 6,1%. Em segundo lugar, aparece a falta de manutenção do aparelho. Portanto, o conhecimento da anatomia do ventilador mecânico traduz-se em maior segurança durante o fornecimento de ventilação artificial ao paciente[7].

Além do teste recomendado pelo fabricante da estação de anestesia, sugere-se utilizar um pulmão teste acoplado ao Y do aparelho e colocar o ventilador em operação, notando o preenchimento da bolsa seguida de esvaziamento[5]. Os principais componentes do aparelho de anestesia são:

- Fonte de energia: a maioria dos equipamentos eletrônicos depende de uma fonte de alimentação elétrica. Geralmente os ventiladores possuem uma bateria com duração variável entre 30 e 90 minutos, que necessita ser trocada de tempos em tempos principalmente nos ventiladores de propulsão elétrica.
- Fluxo de gases: irá produzir a formação do volume corrente por meio de motores elétricos ou fluxo direto de gases.
- Válvula expiratória: responsável por controlar o aprisionamento de gases no sistema, com origem da pressão expiratória final positiva (PEEP).

- Válvula de segurança: libera a pressão excessiva, evitando barotrauma.
- Sensores de fluxo: avaliam o controle fino do volume corrente tanto no ramo inspiratório quanto no expiratório.
- Tubos corrugados: são fonte de vazamento relativamente comum nos testes antes da cirurgia.

Quanto mais moderno o ventilador, maior a tendência em recursos adicionais de segurança como compensação de vazamentos (máscara laríngea) e da complacência perdida no sistema tubular.

A adição de muitos alarmes nos respiradores possibilita o monitoramento da ventilação protetora no intraoperatório, diminuindo os riscos de pneumotórax e hipoxemia oculta. Após o soar de um alarme, é altamente recomendado que não se desligue o aparelho e ocorra verificação do ocorrido de imediato. A sugestão é que se ajuste o alarme para não aumentar a poluição sonora em sala, mas que possibilite a vigilância contínua do paciente.

Sugere-se que esteja sempre à mão um ventilador manual de emergência, tipo balão autoinflável (AMBU), para realizar a ventilação manual, caso ocorra alguma falha com o equipamento. Não é recomendado tentar resolver um problema do equipamento enquanto ele estiver conectado ao paciente[8,9].

Salas de cirurgia

As salas de cirurgia devem ter tamanho apropriado, iluminação adequada, conforme as normas relevantes de segurança elétrica, e se adequar aos requisitos de planejamento, de forma a minimizar os riscos de incêndio e explosão. Um gerador elétrico de reserva deve estar imediatamente disponível. A manutenção periódica deve ser programada em cada hospital. Todos os equipamentos anestésicos e auxiliares devem ser inspecionados regularmente por pessoal qualificado, assim como a data do registro da manutenção. O serviço de manutenção não deve interromper o agendamento dos procedimentos[3].

Em toda sala cirúrgica deve estar disponível aparelho para determinação da pressão arterial e dos batimentos cardíacos, leitura contínua do ritmo cardíaco por meio de cardioscopia, monitorização batimento a batimento da saturação da hemoglobina por meio de oximetria de pulso e monitorização contínua da ventilação, incluindo os teores de gás carbônico exalados, monitorados por capnógrafo nas situações em que for realizada anestesia geral sob via aérea artificial – seção de fluxo contínuo de gases, sistema respiratório e ventilatório completo (aparelho de anestesia) e sistema de aspiração[6].

Embora a utilização seja um evento raro na prática anestesiológica, a presença do desfibrilador/cardioversor associado ao marca-passo transcutâneo é exigido na resolução. Nos desfibriladores que não tenham marca-passo transcutâneo, recomenda-se a disponibilização do marca-passo transvenoso (incluindo gerador e cabos), sendo necessário o recurso de equipamentos de imagem. A Anesthesia Patient Safety Foundation (APSF), em parceria com a American Society of Anesthesiology, fornece um curso *online* sobre o manuseio de desfibriladores e cardioversores e uso de marca-passo no centro cirúrgico.

Nos hospitais onde houver departamento de Obstetrícia, é fundamental que o centro cirúrgico disponibilize área destinada à ressuscitação neonatal, incluindo dispositivos para oferta de oxigênio e ventilação, aparato para aspiração e fonte de aquecimento e manejo de via aérea[3].

VIA AÉREA DIFÍCIL (VAD)

Além da documentação dos itens de avaliação de via aérea na avaliação pré-anestésica, os equipamentos a seguir devem estar prontamente disponíveis para as situações de VAD previstas, como máscara laríngea, guia *bougie*, videolaringoscópio, fibroscópio, pinça de Magill, atomizador para anestesia tópica e dispositivo para cricotireotomia[6].

O segundo desafio para segurança global do paciente também aponta para a necessidade de "caixa para via aérea difícil", prontamente vedada e disponível em 60 segundos, com todos os equipamentos compatíveis em seu interior. Após cada abertura, faz-se necessário o reabastecimento e que toda a equipe esteja orientada sobre a sua localização[3].

Monitorização cardiorrespiratória

Aparelho de ultrassonografia destinado à realização de acesso venoso central e arterial e de sonda setorial para análise do ecocardiograma[6].

Esterilização

A manutenção de registros de esterilização é útil para permitir o rastreamento do arsenal tanto cirúrgico quanto anestésico e para a verificação da esterilidade do equipamento cirúrgico e controle de qualidade[3].

RESUMO FINAL

A adoção de práticas rígidas de gerenciamento de segurança e da manutenção adequada dos equipamentos é básica para diminuir eventos adversos e melhorar os resultados clínicos. A segurança na utilização de equipamentos de anestesia é primordial para garantir a validade e eficácia dos cuidados prestados aos pacientes durante os procedimentos cirúrgicos e outros tratamentos que envolvam a anestesiologia.

REFERÊNCIAS BIBLIOGRÁFICAS

1. Albuquerque A. Disclosure de incidentes de segurança do paciente sob a ótica do Direito do Paciente. Cad. Ibero-Am. Direito Sanit. 2022;11(3):70-90.
2. Metzner J, Posner KL, Lam MS, Domino KB. Closed claims' analysis. Best Pract Res Clin Anaesthesiol. 2011;25(2):263-76.
3. Organização Mundial da Saúde. Aliança Mundial para a Segurança do Paciente. Segundo desafio global para a segurança do paciente: cirurgias seguras salvam vidas (orientações para cirurgia segura da Organização Mundial de Saúde). Rio de Janeiro: Organização Pan-Americana da Saúde; Ministério da Saúde; Agência Nacional de Vigilância Sanitária; 2009.
4. Brasil. Ministério da Saúde. Documento de referência para o Programa Nacional de Segurança do Paciente. Brasília, DF: MS; 2014.
5. Oliveira RMC, Braga AL, Nascimento JS, Diego LAS. Qualidade e segurança em anestesiologia, 2. ed. Rio de Janeiro: Sociedade Brasileira de Anestesiologia; 2024.
6. Conselho Federal de Medicina. Resolução CFM n 2.174/2017. Dispõe sobre a prática do ato anestésico e revoga a Resolução 1.802/2006. Brasília: Diário Oficial da União; 2018.
7. James RH. 1000 anaesthetic incidents: experience to date. Anaesthesia. 2003;58:856-63.
8. Govêia CS, Herrera PA, Tardelli MA, Albuquerque MAC, Nunes RR. Suporte ventilatório orientado ao anestesiologista. Rio de Janeiro: Sociedade Brasileira de Anestesiologia; 2021.
9. Brasil. Agência Nacional de Vigilância Sanitária. Gestão de riscos e investigação de eventos adversos relacionados à assistência à saúde. Brasília: Anvisa; 2017. p. 11-7.

Perspectivas multidisciplinares: experiência do paciente e cuidado centrado

Regiane Xavier Dias
Isabella Amato
Fernanda Bonalume Campello Costa
Sonciarai Martins Baldin

DESTAQUE DO TEMA

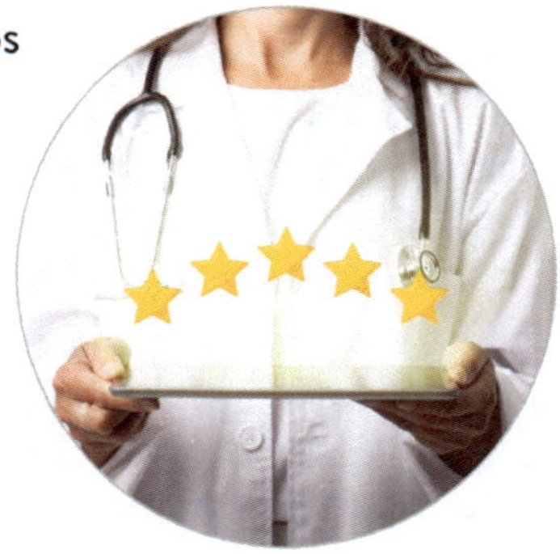

1. A experiência do paciente e conceitos de cuidado centrado: relação no contexto da saúde em geral e os pilares do cuidado centrado.
2. Contribuições multidisciplinares na prática anestésica: como diferentes profissionais estão interligados na assistência anestésica com foco no cuidado centrado.
3. Desafios para implementar o cuidado centrado: quais obstáculos podem ocorrer para a aplicação do cuidado centrado na anestesiologia e quais oportunidades disponíveis para o seu desenvolvimento.

INTRODUÇÃO

Impulsionada pelo avanço da tecnologia e das redes sociais, a experiência do consumidor tornou-se um fator central em diversas áreas, e na saúde não poderia ser diferente. O fácil acesso à informação e as experiências vivenciadas pelos pacientes influenciam diretamente suas escolhas em relação a profissionais e instituições de saúde.

O foco na experiência do paciente teve início nos Estados Unidos na década de 1980, consolidando-se nos anos 2000 com a implementação do Hospital Consumer Assessment of Healthcare Providers and Systems (HCAHPS), uma pesquisa científica desenvolvida para avaliar a percepção dos pacientes sobre o atendimento recebido. Posteriormente, os resultados de desempenho dos prestadores de serviços passaram a ser divulgados publicamente, impactando diretamente suas remunerações. Essa correlação entre a experiência do paciente e o financiamento dos prestadores levou as lideranças das instituições de saúde a priorizar o tema, investindo em melhorias contínuas para elevar a qualidade dos serviços oferecidos.

No início dos anos 2000, o Institute for Healthcare Improvement (IHI) introduziu o conceito do *Triple Aim*, um modelo baseado em três objetivos interligados para transformar os sistemas de saúde e otimizar os resultados populacionais. O *Triple Aim* propõe, de forma simultânea, melhorar a saúde da população, aprimorar a experiência do paciente e reduzir os custos desnecessários na assistência à saúde, promovendo um sistema mais eficiente e sustentável.

Sabe-se que compreender as necessidades do paciente e envolvê-lo no cuidado melhora os resultados clínicos, uma vez que há maior adesão ao tratamento, promove a utilização mais racional e eficiente dos recursos e serviços de saúde e facilita a confiança e fidelização dos usuários do sistema de saúde, gerando impacto positivo na experiência do paciente. Porém, ainda existem muitos desafios para a gestão da experiência do paciente nas instituições, como resistência dos profissionais, ausência de lideranças, crenças e cultura da população e infraestrutura do ambiente. Uma vez que a experiência do paciente abrange toda a sua jornada no atendimento, incluindo a interação com diferentes profissionais de saúde e sua percepção como um indivíduo único, este capítulo tem como objetivo explorar como diversas disciplinas trabalham em conjunto para aprimorar essa experiência no período perioperatório. Além disso, destaca o papel fundamental da anestesiologia na implementação de um cuidado mais humanizado e centrado no paciente, promovendo segurança, conforto e bem-estar durante todo o processo cirúrgico.

A EXPERIÊNCIA DO PACIENTE NO CONTEXTO MULTIDISCIPLINAR

A experiência do paciente é um pilar estratégico para o aprimoramento do sistema de saúde. O The Beryl Institute a define como "a soma de todas as interações moldadas pela cultura da organização, que influenciam a percepção do paciente ao longo da jornada de cuidado".

Deve estar integrada na cultura organizacional da instituição e ser incorporada como uma prática diária em todos os níveis hierárquicos. Para gerenciar e aprimorar essa experiência, de acordo com o Patient Centricity Consulting, as organizações de saúde devem estruturar suas estratégias com base em três pilares fundamentais: segurança e qualidade assistencial, cuidado centrado no paciente e excelência na jornada.

O primeiro pilar, segurança e qualidade assistencial, abrange um conjunto de estudos e práticas voltadas para a redução de riscos na assistência à saúde. Esse pilar é essencial para a experiência do paciente, pois a prevenção de eventos adversos e a garantia de um cuidado seguro e de alta qualidade são fatores determinantes para fortalecer a confiança do paciente na instituição.

O segundo pilar, cuidado centrado no paciente, se consolidou como elemento essencial para aprimorar a qualidade da assistência em saúde e a segurança do paciente após a publicação do relatório *Crossing the Quality Chasm: A New Health System for the 21st Century*, elaborado pelo Institute of Medicine (IOM). Nesse documento, o cuidado centrado no paciente é definido como "a prestação de cuidados de forma respeitosa, atendendo às necessidades, preferências e valores da pessoa assistida, garantindo que tais valores orientem todas as decisões clínicas". Trata-se de um modelo de atenção que contrasta com o paradigma biomédico centrado na hospitalização e na fragmentação do cuidado. Em vez disso, valoriza a construção de relações de confiança entre profissionais de saúde e pacientes, promovendo a participação ativa de ambos na gestão da saúde.

Já o terceiro pilar da experiência do paciente consiste em compreender e mapear toda a sua jornada, considerando tanto os aspectos clínicos quanto os emocionais. Isso inclui a identificação de pontos críticos na sua experiência e a otimização da comunicação e integração entre as diferentes áreas da instituição, garantindo um atendimento mais fluido, humanizado e eficiente.

Dessa forma, no período perioperatório, o cuidado centrado no paciente vai além do procedimento cirúrgico, englobando segurança, comunicação, controle da dor, recuperação e bem-estar emocional. Normalmente, quem passa por uma cirurgia sente-se desconfortável e apreensivo, pois confia sua vida aos cuidados da equipe multiprofissional. Assim, é comum que o paciente vivencie emoções como medo, angústia e tristeza, tornando essencial o suporte oferecido pelos profissionais de saúde. Nesse contexto, o desafio está em oferecer assistência ao paciente de acordo com suas necessidades em um momento delicado. Isso implica acolher suas preocupações, medos e demandas, tanto imediatas quanto futuras, além de reconhecer e respeitar sua individualidade, identidade e história pessoal.

A colaboração entre cirurgiões, anestesistas, enfermeiros, fisioterapeutas, nutricionistas e outros especialistas ao longo das fases pré-, intra- e pós-operatória é essencial para garantir um cuidado personalizado. Essa abordagem permite uma avaliação abrangente do estado clínico do paciente, possibilitando a identificação precoce de complicações e aprimorando a segurança e a qualidade da assistência. O papel dessa equipe envolve diversas frentes, incluindo:

- Elaboração de um plano de cuidado individualizado, ajustado às necessidades específicas do paciente.
- Troca contínua de informações entre os profissionais, prevenindo falhas na assistência, otimizando a segurança do paciente e facilitando a tomada de decisões.
- Suporte emocional ao paciente e sua família, auxiliando no enfrentamento da doença e do tratamento.
- Intervenções precoces, com foco na prevenção de complicações e na aceleração da recuperação.
- Educação e empoderamento do paciente, promovendo seu envolvimento ativo no processo de reabilitação.
- Coordenação eficiente da transição entre níveis de cuidado, assegurando um acompanhamento adequado após a alta hospitalar.

A assistência individualizada e multidisciplinar durante o período perioperatório tem um impacto direto na experiência do paciente, reduzindo complicações, promovendo uma recuperação mais eficiente e fortalecendo a relação de confiança entre a equipe de saúde e o paciente.

PRINCÍPIOS DO CUIDADO CENTRADO NO PACIENTE NA ANESTESIOLOGIA

O cuidado centrado no paciente é um conceito fundamental na medicina moderna, enfatizando a individualização da assistência, a comunicação eficaz e a tomada de decisão compartilhada. Na anestesiologia, essa abordagem se torna essencial devido à complexidade dos procedimentos e ao impacto direto das intervenções anestésicas na segurança e bem-estar do paciente, sendo crucial para minimizar riscos, reduzir ansiedade e melhorar a experiência no período perioperatório do paciente.

A comunicação transparente e concisa entre o anestesiologista e o paciente é essencial para esclarecer dúvidas. O anestesiologista deve demonstrar empatia, ouvir ativamente e responder às preocupações do paciente, criando um ambiente de confiança e segurança. A ansiedade pré-operatória é comum e pode impactar negativamente a recuperação. Estratégias como educação sobre o procedimento, técnicas de relaxamento e suporte psicológico podem melhorar significativamente a experiência do paciente.

Durante a indução anestésica, pequenas interações verbais podem acalmar o paciente, reduzindo o estresse emocional. No período pós-operatório, a comunicação continua sendo essencial para fornecer informações sobre recuperação e alívio da dor, garantindo que o paciente se sinta assistido e seguro.

A tomada de decisão compartilhada permite que os pacientes participem ativamente da escolha das técnicas anestésicas, respeitando suas preferências e condições clínicas. Cada indivíduo apresenta necessidades e preocupações únicas. A abordagem holística considera aspectos psicológicos, sociais e emocionais, além dos fatores clínicos. A avaliação pré-anestésica deve incluir histórico médico detalhado, expectativas do paciente e estratégias para o manejo da dor e do estresse.

A segurança do paciente é a pedra angular do cuidado centrado no paciente na anestesiologia. O acompanhamento rigoroso de protocolos de *checklist* perioperatório, monitorização avançada, bem como o treinamento da equipe multiprofissional, são essenciais para reduzir eventos adversos. A cultura da segurança deve ser incentivada, promovendo a notificação de incidentes e a melhoria contínua. A gestão adequada da dor é um componente essencial do cuidado centrado no paciente.

A Australian Commission on Safety and Quality in Healthcare define oito dimensões fundamentais do cuidado centrado no paciente, que visam garantir uma assistência mais humanizada, segura e eficaz (Figura 1). Essas dimensões são:

- Respeito aos valores, preferências e necessidades do paciente: envolve a escuta ativa e a personalização do atendimento, respeitando crenças, valores e escolhas individuais.
- Coordenação e integração do cuidado: garante uma comunicação eficiente entre diferentes equipes e setores de saúde, promovendo continuidade e qualidade assistencial.
- Informação, comunicação e educação: assegura que o paciente e sua família tenham acesso a informações claras e compreensíveis sobre seu estado de saúde, opções de tratamento e prognóstico.
- Conforto físico: inclui o alívio da dor, a oferta de um ambiente adequado e estratégias que aumentem o bem-estar do paciente durante seu atendimento.
- Suporte emocional e alívio do medo e da ansiedade: reconhece o impacto psicológico das doenças e dos procedimentos médicos, proporcionando apoio emocional adequado.
- Envolvimento de familiares e amigos: incentiva a participação de pessoas próximas ao paciente no processo de cuidado, reconhecendo sua importância no apoio emocional e na tomada de decisões.

- Continuidade e transição do cuidado: busca garantir que o paciente receba suporte adequado ao longo de toda a sua jornada no sistema de saúde, incluindo alta hospitalar e acompanhamento pós-tratamento.
- Acesso ao cuidado: refere-se à facilidade com que o paciente pode obter atendimento quando necessário, eliminando barreiras financeiras, geográficas ou administrativas.

A implementação do cuidado centrado no paciente na prática anestésica envolve treinamento e educação continuada, garantindo que os anestesiologistas desenvolvam habilidades de comunicação, gestão da dor e segurança do paciente. Protocolos estruturados baseados em evidências para avaliação pré-anestésica, monitorização intraoperatória e manejo da dor são essenciais para padronizar a assistência. O *feedback* do paciente, por meio de pesquisas de experiência e análise dos relatos, ajuda a identificar áreas de melhoria e aprimorar continuamente a qualidade do cuidado. A integração multidisciplinar entre anestesiologistas, cirurgiões, enfermeiros e outros profissionais de saúde garante um atendimento mais coeso e centrado no paciente.

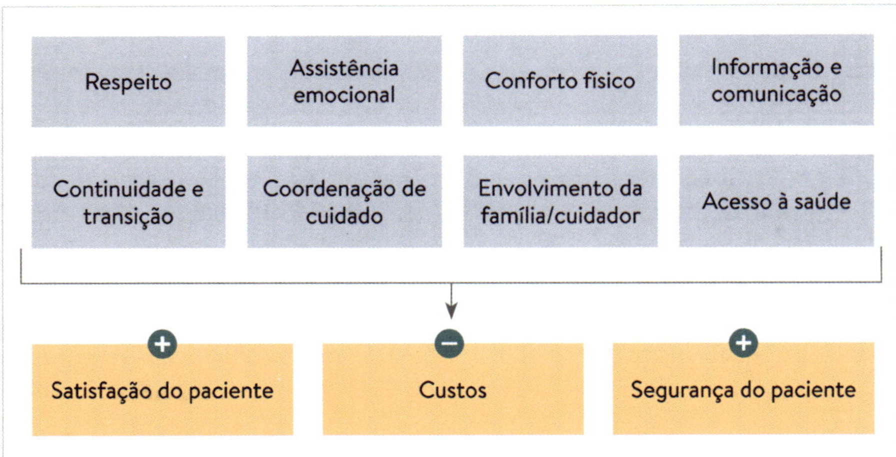

FIGURA 1 As 8 dimensões do cuidado centrado no paciente.

Fonte: Australian Commission on Safety and Quality in Healthcare, 2010.

CONTRIBUIÇÕES MULTIDISCIPLINARES NA PRÁTICA ANESTÉSICA

O cuidado centrado no paciente é um modelo assistencial que enfatiza a individualidade, a participação ativa do indivíduo e a integração de diferentes especialidades para um atendimento mais humanizado e eficiente. A integração de equipes multidisciplinares é um aspecto crucial, pois cada especialidade traz habilidades, conhecimentos e experiências únicas que podem ser adaptadas para atender às necessidades específicas dos pacientes e das populações das quais cuidam.

Na prática anestésica, essa abordagem multidisciplinar é essencial para garantir segurança, conforto e melhores desfechos clínicos. Profissionais de diversas áreas, como anestesiologistas, enfermeiros, fisioterapeutas e psicólogos, trabalham em conjunto para promover uma experiência positiva para o paciente antes, durante e após os procedimentos cirúrgicos e colaboram de forma eficaz, a fim de maximizar o alcance e a qualidade do cuidado prestado. Assim, a jornada do paciente nos diversos âmbitos, seja cirúrgico ou em áreas diagnósticas, é permeada por diferentes profissionais; cada um é responsável e pode contribuir para a melhor experiência da pessoa que recebe o cuidado.

O PAPEL DO ANESTESIOLOGISTA NO CUIDADO CENTRADO NO PACIENTE

O anestesiologista desempenha um papel fundamental no cuidado centrado no paciente, designado a garantir o controle da dor, a manutenção das funções vitais e a redução do estresse cirúrgico. A abordagem centrada no paciente envolve a comunicação eficaz com o indivíduo e sua família desde antes de sua internação, podendo dessa maneira minimizar a ansiedade através da educação e informação, explicando os riscos e benefícios do procedimento anestésico e esclarecendo dúvidas. Além disso, consideram-se o histórico clínico, suas preferências e condições psicológicas, permitindo um plano anestésico personalizado e seguro.

AS CONTRIBUIÇÕES DE OUTRAS ESPECIALIDADES NO CUIDADO CENTRADO NO PACIENTE NA ANESTESIOLOGIA

A abordagem multidisciplinar do cuidado centrado do paciente na anestesiologia proporciona diversos benefícios, como a melhor experiência do paciente, por meio de um atendimento mais humanizado, reduzindo a ansiedade e fortalecendo a relação de confiança na equipe multiprofissional; redução de complicações, na qual o planejamento personalizado minimiza riscos e melhora os desfechos clínicos; recuperação mais rápida, em que o suporte integrado de diferentes especialidades contribui para um pós-operatório mais eficiente e aumenta a adesão ao tratamento, uma vez que o paciente compreende melhor seu papel no processo cirúrgico, tornando-se mais colaborativo na reabilitação.

O cuidado centrado no paciente na anestesiologia reflete um avanço crucial na medicina moderna, elevando a segurança e a eficácia da assistência. A colaboração entre anestesiologistas e outras especialidades reforça a abordagem multidisciplinar, assegurando um atendimento personalizado e humanizado. Exemplos práticos dessa integração incluem linhas de cuidado gerenciadas com base em determinadas condições de saúde, como osteoartrose de quadril e joelho, câncer de próstata, programas de otimização perioperatória, ou a abordagem da família em situações de comunicação delicada. Essa sinergia entre diversos profissionais traz benefícios tanto para os pacientes quanto para o sistema de saúde, destacando a relevância de uma visão ampla e integrada da prática anestésica. No entanto, a percepção e a importância dos aspectos do cuidado centrado no paciente podem variar conforme a especialidade e o contexto, como evidenciado em um estudo que identificou diferentes perspectivas sobre os elementos essenciais para esse tipo de cuidado em hospitais. O estudo destacou a "abordagem interdisciplinar" como fundamental, ressaltando a necessidade de coordenação e troca de informações entre os profissionais para uma assistência de qualidade. Essa abordagem não só aprimora os resultados clínicos, como também humaniza o atendimento, garantindo que o paciente se sinta acolhido, informado e participativo em todas as etapas do processo. A medicina do futuro demanda cada vez mais essa visão colaborativa, na qual cada profissional contribui com o seu conhecimento para o bem-estar integral do paciente.

Enfermagem

A equipe de enfermagem gerencia o cuidado contínuo, garantindo que as necessidades do paciente sejam atendidas. Os enfermeiros são essenciais na jornada de cuidado e podem participar da triagem pré-anestésica, auxiliando na coleta de informações e prestando suporte emocional ao paciente. Durante o pós-operatório, monitoram sinais vitais e identificam possíveis complicações, assegurando uma recuperação adequada. Em diversos momentos, atuam como elo entre o paciente e a equipe multidisciplinar, traduzindo informações médicas em linguagem compreensível e encorajando o paciente a expressar suas dúvidas e preocupações.

Fisioterapia

A fisioterapia contribui para a prevenção de complicações respiratórias e tromboembolismo venoso no pós-operatório. Promove a mobilidade, alívio da dor e funcionalidade após cirurgias, lesões ou condições crônicas. Técnicas respiratórias e mobilização precoce são estratégias que melhoram a recuperação e reduzem o tempo de internação. A adaptação dos exercícios às preferências e limitações individuais, com metas discutidas diretamente com o paciente e equipe multidisciplinar, representa o cuidado centrado.

Psicologia

Aspectos emocionais e psicológicos influenciam significativamente a resposta do paciente à anestesia e à cirurgia. A psicologia atua no manejo da ansiedade e do medo pré-operatório, favorecendo um estado emocional mais estável. Podem apoiar o anestesiologista em conversas difíceis, diagnósticos graves ou condições crônicas que podem levar a ansiedade, depressão e estresse. O psicólogo ajuda o paciente a enfrentar esses desafios emocionais. Podem ser utilizadas técnicas como terapia cognitivo-comportamental (TCC), *mindfulness* e psicoeducação para auxiliar pacientes e familiares no processo de enfrentamento.

Nutrição

Uma alimentação adequada antes e depois do procedimento melhora a resposta imunológica e acelera a cicatrização. A nutrição personalizada ajuda na redução de complicações e melhora a reabilitação pós-anestésica. O apoio da equipe de nutrição em implementar programas como abreviação de jejum pode auxiliar tanto no bem-estar, reduzindo um jejum prolongado, como melhorando o aporte de nutrientes essenciais para a sua recuperação pós-cirúrgica, por exemplo.

Farmacêuticos

Os farmacêuticos auxiliam na seleção e no ajuste de medicamentos, considerando interações medicamentosas, alergias e condições clínicas do paciente. Também contribuem para a educação do paciente sobre o uso correto de medicamentos no pós-operatório.

Tecnologia e informática em saúde

A tecnologia e a informática em saúde desempenham um papel crescente na personalização e segurança do cuidado anestésico. Os profissionais dessa área podem personalizar as soluções tecnológicas de acordo com as necessidades do paciente. Algumas das principais contribuições incluem registros eletrônicos de saúde, que permitem acesso rápido e seguro ao histórico de saúde do paciente, facilitando a tomada de decisão baseada em dados; monitorização avançada: dispositivos inteligentes fornecem informações em tempo real sobre os sinais vitais do paciente, melhorando a segurança intraoperatória; inteligência artificial (IA) e análise de dados: com algoritmos de aprendizado de máquina que auxiliam na previsão de complicações anestésicas; telemedicina e educação digital, que proporcionam consultas pré-anestésicas remotas e acesso a informações educativas para pacientes e profissionais, promovendo um melhor entendimento dos procedimentos; sistemas de apoio à decisão clínica: *softwares* especializados que auxiliam anestesiologistas na escolha do protocolo anestésico mais adequado, considerando fatores individuais de cada paciente.

DESAFIOS E OPORTUNIDADES FUTURAS

Obstáculos e oportunidades na implementação do cuidado centrado na anestesiologia

A anestesiologia desempenha um papel fundamental na segurança e no bem-estar dos submetidos a procedimentos cirúrgicos e diagnósticos. O conceito de cuidado centrado no paciente busca otimizar essa experiência, promovendo uma abordagem mais individualizada e humanizada. No entanto, a implementação desse modelo enfrenta desafios significativos, incluindo barreiras de comunicação, resistência a mudanças por parte dos profissionais de saúde e limitação de recursos. Por outro lado, avanços tecnológicos, como o uso crescente de IA como forma de orientação prévia aos pacientes, a personalização da anestesia com base em biomarcadores e o desenvolvimento de novas tecnologias para monitoramento perioperatório, oferecem oportunidades para superar esses desafios e melhorar a qualidade da assistência anestésica.

Obstáculos na implementação do cuidado centrado na anestesiologia

Um dos principais desafios para a solidificação do cuidado centrado na anestesiologia é a barreira de comunicação entre os profissionais de saúde e os pacientes. A interação entre anestesiologistas e pacientes é frequentemente limitada a um curto período pré-operatório, dificultando a construção de uma relação de confiança e o compartilhamento adequado de informações sobre condições preexistentes, histórico médico e expectativas. Além disso, a falta de comunicação eficaz entre as equipes cirúrgicas e anestésicas pode comprometer a continuidade do cuidado e aumentar os riscos perioperatórios.

Outro obstáculo importante é a resistência à mudança por parte dos profissionais de saúde. A adoção de novas práticas centradas no paciente exige modificações nos fluxos de trabalho tradicionais, treinamento contínuo e adaptação a diretrizes baseadas em evidências atualizadas. Muitos anestesiologistas podem encontrar dificuldades para incorporar abordagens inovadoras devido à carga de trabalho elevada, falta de incentivos institucionais ou mesmo ao receio de comprometer a eficiência dos procedimentos.

A limitação de recursos também representa um grande entrave. Em muitas instituições de saúde, principalmente em países em desenvolvimento, a escassez de equipamentos modernos, o acesso restrito a medicamentos essenciais e a falta de pessoal qualificado comprometem a qualidade do cuidado. Além disso, a infraestrutura hospitalar pode ser inadequada para suportar a implementação de tecnologias avançadas, impedindo a melhoria dos serviços prestados.

Oportunidades para a melhoria do cuidado na anestesia

Apesar dos desafios, avanços tecnológicos apresentam oportunidades promissoras para aprimorar o cuidado centrado na anestesiologia. O uso crescente da IA na triagem prévia de pacientes, com o intuito de melhor planejamento anestésico e consequentemente a minimização de riscos perioperatórios, permite uma abordagem mais proativa e personalizada. Além disso, algoritmos podem analisar grandes volumes de dados clínicos para identificar padrões de risco e sugerir intervenções precoces, aumentando a segurança dos pacientes e reduzindo eventos adversos.

A personalização da anestesia com base em biomarcadores representa outra possibilidade avançada. Estudos recentes demonstram que marcadores genéticos e bioquímicos podem influenciar a resposta do paciente à anestesia, permitindo a adaptação individualizada das doses e tipos de agentes anestésicos. Essa abordagem reduz riscos como reações adversas, prolongamento do tempo de recuperação e complicações respiratórias, garantindo um manejo anestésico mais seguro e eficaz.

Adicionalmente, novas tecnologias para o monitoramento perioperatório estão transformando a prática na anestesia. Dispositivos avançados de monitorização hemodinâmica, análise em tempo real da profundidade anestésica e sensores de avaliação metabólica permitem um controle mais preciso das condições fisiológicas dos pacientes durante a cirurgia. Essas inovações contribuem para uma intervenção mais eficaz e a prevenção de complicações intraoperatórias.

CONSIDERAÇÕES FINAIS

Dentro dos cuidados perioperatórios, há componentes essenciais da experiência do paciente de natureza multidimensional e relacionados ao alinhamento das expectativas com os resultados, a informação transparente e compreensível para que possam participar das decisões do próprio cuidado, a comunicação clara e contínua entre pacientes e profissionais de saúde, além das abordagens que considerem as necessidades e preferências individuais.

Considerando todos esses elementos, o anestesista pode influenciar positivamente a experiência do indivíduo ao monitorar cuidadosamente o manejo da dor e outros sintomas deletérios, apoiando sua recuperação com o intuito do retorno breve às suas funções normais. Contudo, a implementação do cuidado centrado na anestesiologia enfrenta desafios consideráveis, como barreiras de comunicação, resistência à mudança e limitação de recursos. O avanço tecnológico abre caminhos para a melhoria desse cuidado, com a utilização de IA para previsão de complicações, personalização da anestesia com base em biomarcadores e o desenvolvimento de novas tecnologias de monitoramento perioperatório. Investir na integração dessas inovações pode transformar a prática anestésica, tornando-a mais segura, eficiente e centrada no paciente.

REFERÊNCIAS BIBLIOGRÁFICAS

1. Castanheira JS, Martins VWR, Paloski GR, Bordignon SS. Percepção do paciente no período perioperatório em relação à assistência prestada no centro cirúrgico. Res Soc Dev. 2020;9(11):e969119573.
2. Ferla JBS, Araújo CM, Stechman-Neto J, Tonocchi RC, Krüger SI, Berberian AP. Effect of the patient-centered care model on health professional satisfaction: a systematic review. Rev Gaúcha Enferm. 2022;43(spe):e20210288.
3. Institute of Medicine (US) Committee on the National Quality Report on Health Care Delivery; Hurtado MP, Swift EK, Corrigan JM, editores. National Quality Report on Health Care Delivery. Washington: National Academies Press; 2001.
4. Mickan S, Fletcher J, Burrows R, Bateup S, Stokes A, Tsung J. Reporting patient experiences within elective perioperative care: a scoping review. Int J Qual Health Care. 2024;36(3): mzae085.
5. Rêgo HMA, Rocha MEDSB, Albuquerque NJA, Azevedo DA, Oliveira Neto OM, Faria MR, et al. Cuidados Perioperatórios: estratégias para melhorar os resultados em cirurgia geral. Braz J Implantol Health Sci. 2023;5(5):5115-39.
6. Rodrigues KC. A era da experiência dos pacientes. GV-executivo. 2019;18(1):10-11.
7. SOBREXP, The Beryl Institute, SoluCX. Expectativas e experiência do paciente com os cuidados em saúde no brasil: estudo nacional 2024. 2024.
8. Stiefel M, Nolan K. A guide to measuring the triple aim: population health, experience of care, and per capita cost. IHI Innovation Series white paper. Cambridge: Institute for Healthcare Improvement; 2012.
9. Australian Commission on Safety and Quality in Healthcare. Cuidado centrado no paciente: melhorando a qualidade e segurança focando no cuidado aos pacientes e consumidores; 2010.

Índice remissivo